Condutas em
Dermatologia

Condutas em Dermatologia

Polly Buchanan
Consultant Nurse in Dermatology, Galderma UK, Honorary Consultant Nurse, NHS Fife, NHS Tayside, NHS Lanarkshire. President Elect, British Dermatological Nursing Group

Molly Courtenay
Reader, Prescribing and Medicines Management, School of Health & Social Care, University of Reading
Joint Prescribing Adviser, RCN

Revisão Técnica
Antonio D'Acri
Doutorado em Dermatologia pela Universidade Federal do Rio de Janeiro
Mestrado em Dermatologia pela Universidade Federal Fluminense

REVINTER

Condutas em Dermatologia

ISBN 978-85-372-0122-0

Tradução:
RIVO FISCHER
Licenciado em História Natural
Mestrado em Genética
Doutorado em Ciências (Genética e Biologia Molecular)
Professor Adjunto Aposentado do Departamento de Genética, Instituto de Biociências, da Universidade Federal do Rio Grande do Sul

Revisão Técnica:
ANTONIO D'ACRI
Doutorado em Dermatologia pela Universidade Federal do Rio de Janeiro
Mestrado em Dermatologia pela Universidade Federal Fluminense

Título original:
Prescribing in Dermatology

Livraria e Editora REVINTER Ltda.
Rua do Matoso, 170 – Tijuca
20270-135 – Rio de Janeiro – RJ
Tel.: (21) 2563-9700 – Fax: (21) 2563-9701
livraria@revinter.com.br – www.revinter.com.br

Prefácio

Este texto foi escrito para profissionais da área da saúde envolvidos com o tratamento e manejo de pacientes com afecções dermatológicas. Um texto objetivo, de simples utilização e baseado na prática, proporciona fácil acesso às informações necessárias para embasar as decisões em dermatologia, garantindo a sua prática segura e eficaz.

Cada capítulo enfoca uma doença comum da pele. As informações sobre avaliação, diagnóstico diferencial e tratamento são apresentadas por Polly Buchanan. As informações acerca dos fundamentos importantes, provenientes das áreas das biociências, bem como as informações-chave sobre prescrição são abordadas por Molly Courtenay. Este livro, juntamente com o NPF/BNF, Drug Tariff e com os prospectos dos fabricantes, contendo as informações sobre os produtos, representa um guia essencial para os profissionais de saúde que fazem prescrições no campo da dermatologia.

Polly Buchanan
Molly Courtenay

Sumário

CAPÍTULO 8

Infecções e Infestações Cutâneas 81

CAPÍTULO 9

Câncer Cutâneo 113

Índice Remissivo 129

Condutas em
Dermatologia

CAPÍTULO 1

Farmacologia Básica

O conhecimento apropriado da farmacologia é essencial para a prescrição adequada em dermatologia. Isso irá influir na tomada de decisões quanto ao medicamento adequado, à via de administração, à dose e freqüência, às potenciais contra-indicações, aos efeitos adversos e às interações com outras drogas. Este capítulo fornece informações fundamentais sobre a farmacocinética e a farmacodinâmica e destaca aspectos que devem ser considerados quando se avaliam pacientes objetivando a prescrição de medicamentos. Ao final do capítulo apresenta-se uma lista de outros livros úteis sobre o tema.

VIAS DE ADMINISTRAÇÃO

As drogas podem atuar local ou sistemicamente. Localmente, quer dizer que os efeitos da droga ficam restritos a uma área específica. Sistemicamente significa que a droga atravessa os sistemas vascular e linfático, para ser liberada nos tecidos do corpo. Para se obter um efeito local, a principal via de administração é a tópica, enquanto a administração oral e a parenteral são as principais vias para se obter um efeito sistêmico. Entretanto, algumas drogas tópicas podem ter efeitos sistêmicos, especialmente se usadas em doses altas ou freqüentes, ou durante longo tempo.

Administração tópica

Os preparados tópicos podem ser aplicados na pele, na boca, no nariz, na orofaringe, na córnea, na orelha, na uretra, na vagina ou no reto. Esses preparados podem ser administrados sob várias formas, inclusive:

- Cremes.
- Ungüentos.

- Géis.
- Loções.
- Aerossóis.
- Espumas.
- Emplastros.
- Pós.
- Curativos.
- Supositórios.
- Borrifos.

Administração oral

Esta via de administração, qual seja "pela boca", é a mais freqüentemente usada. Ela tende a ser conveniente, simples e geralmente segura. Os preparados podem ser sólidos e compreendem:

- Tabletes.
- Cápsulas.
- Pós.
- Grânulos.
- Pastilhas.

Outros preparados podem ser líquidos e compreendem:

- Soluções.
- Emulsões.
- Suspensões.
- Xaropes.
- Elixires.
- Tinturas.

Administração parenteral

Administração parenteral de uma droga significa ministrar o preparado por injeção ou por transfusão através de uma via diversa da do trato gastrointestinal. Isso, portanto, inclui as vias intradérmica, subcutânea, intramuscular, intravenosa, intratecal e intra-articular. Essas preparações estéreis são apresentadas em ampolas, frascos, cartelas ou recipientes para volumes maiores.

FARMACOCINÉTICA

A farmacocinética estuda o deslocamento das drogas no interior do organismo e o modo como este organismo afeta as drogas com o correr do tempo. Uma vez administrada, por qualquer uma das vias já descritas, a droga sofrerá quatro processos básicos:

1. Absorção.
2. Distribuição.
3. Metabolismo.
4. Excreção.

A composição da droga tem importante influência sobre onde ela é absorvida, para onde ela se distribui, onde e como ela é efetivamente metabolizada e, finalmente, com que rapidez ela é excretada. A efetividade desses processos é afetada por outros fatores adicionais, como a dose da droga, a condição do paciente e outros aspectos terapêuticos e ambientais.

Agora, cada um desses processos será examinado mais detalhadamente.

Absorção da droga

O processo de absorção conduz a droga do local de administração para o sistema circulatório ou o linfático. Quase todas as drogas, exceto as que são administradas pela via intravenosa e algumas que são aplicadas topicamente, precisam ser absorvidas para que possam ter efeito no organismo. Usa-se o termo *biodisponibilidade* para designar a proporção de droga administrada que ingressou na circulação e que está disponível para ter um efeito. Podem-se considerar as drogas administradas pela via intravenosa como sendo 100% biodisponíveis, por serem administradas diretamente na circulação, e a totalidade da droga poder, potencialmente, causar um efeito. A administração por outras vias significa que parte das moléculas da droga será perdida durante a absorção e a distribuição, e, assim, a biodisponibilidade fica diminuída.

As drogas administradas oralmente são absorvidas no trato gastrointestinal, transportadas para o fígado através da veia porta hepática e aí sofrem alguma metabolização pelo fígado, antes mesmo que a droga tenha tido oportunidade de atuar. Essa remoção de uma droga pelo fígado antes de ela estar disponível para o uso é chamada *efeito da primeira passagem.* Algumas drogas, quando engolidas e absorvidas, ficarão quase completamente inativadas pelo efeito da primeira passagem (p. ex., o trinitrato de glicerila). Entretanto, o efeito da primeira passagem pode ser evitado se a droga for administrada por outra via. Assim, a administração sublingual ou transdérmica do trinitrato de glicerila evita o metabolismo da primeira passagem pelo fígado e o habilita a produzir efeito terapêutico.

Absorção após administração oral

As drogas, administradas por outras vias que não a intravenosa, têm de transpor várias barreiras antes de alcançar a circulação. Há quatro grandes mecanismos de transporte que facilitam esse processo.

- A *difusão passiva* é o mais importante e mais comum. Se a droga estiver presente em concentração maior no trato gastrointestinal do que na corrente sanguínea, diz-se que existe um gradiente de concentração. A presença do gradiente de concentração conduzirá a droga, através de membranas celulares, para a circulação. A droga será transportada até que suas concentrações sejam iguais em ambos os lados da membrana. Esse processo se dá sem consumo de energia.
- A *difusão facilitada* permite que drogas com baixa lipossolubilidade, ao se combinarem com uma molécula transportadora, sejam transportadas através das membranas celulares. Nesse processo também é necessário um gradiente de concentração, e não há dispêndio de energia.
- O *transporte ativo* só é usado por drogas que se assemelhem muito a substâncias corporais naturais. Esse processo funciona contra o gradiente de concentração e exige uma molécula transportadora e dispêndio de energia.
- A *pinocitose* ou "englobamento pela célula" não é um método comum de absorção de drogas. Ela exige energia e envolve a invaginação da membrana celular e o englobamento de uma vesícula contendo líquido.

Fatores que afetam a absorção de drogas a partir do trato gastrointestinal

Vários fatores podem influir na absorção de uma droga pelo intestino. Eles incluem:

- *Motilidade intestinal:* se o tempo de trânsito estiver reduzido porque a motilidade está aumentada, haverá menos tempo disponível para a absorção de uma droga. A hipomotilidade pode aumentar a quantidade de droga absorvida, se o contato com o epitélio intestinal estiver prolongado.
- *Esvaziamento gástrico:* se for aumentado, isso aumentará a velocidade de absorção da droga. Se for diminuído, isso tornará mais lenta a entrega da droga para o intestino, diminuindo, assim, a velocidade de absorção.

- *Área de superfície:* a velocidade de absorção da droga é máxima no intestino delgado, por causa da extensa área de superfície que é proporcionada pelas vilosidades.
- *pH intestinal:* o pH do trato gastrointestinal varia ao longo de seu comprimento. As variações do pH ambiental podem ter efeitos diferentes sobre diferentes drogas. O nível ideal de absorção de uma droga pode ser dependente de um pH específico.
- *Fluxo sanguíneo:* o intestino delgado tem abundante suprimento de sangue e isso favorece que a maior parte da absorção ocorra nessa parte do intestino. As maiores taxas de absorção ocorrerão nas regiões que têm amplo suprimento de sangue.
- *Presença de alimento e de líquido no trato gastrointestinal:* a presença de alimento no intestino pode aumentar ou diminuir seletivamente a absorção de drogas. Por exemplo, o alimento aumenta a absorção do dicumarol, enquanto a absorção de tetraciclina é diminuída pela presença de laticínios. O líquido ingerido junto com o medicamento ajudará na dissolução da droga e acelerará sua passagem para o intestino delgado.
- *Antiácidos:* a presença deles no trato gastrointestinal causa uma mudança no pH ambiental. Eles intensificarão a absorção das drogas básicas e diminuirão a absorção das drogas ácidas.
- *Composição da droga:* vários fatores pertinentes à composição da droga podem afetar a rapidez com que ela é absorvida. Por exemplo, os preparados líquidos são absorvidos mais rapidamente do que os sólidos, a presença de um revestimento entérico pode retardar a absorção, e as drogas lipossolúveis são absorvidas rapidamente.

Absorção após a administração parenteral

As drogas intradérmicas difundem-se lentamente do local da injeção para os capilares locais, e o processo é um pouco mais rápido com drogas administradas por via subcutânea. Graças ao rico suprimento de sangue nos músculos, a absorção após injeção intramuscular é ainda mais rápida. O grau de perfusão no tecido e a condição do local da injeção terão influência na taxa de absorção de drogas.

Absorção após administração tópica

As drogas aplicadas topicamente nas mucosas e na pele não são tão bem absorvidas quanto as aplicadas pelas vias oral e parenteral. Entretanto, a absorção aumenta se a pele estiver cortada ou se a área for coberta com uma bandagem oclusiva.

A absorção retal e sublingual geralmente é rápida por causa da vascularização da mucosa. A absorção por instilação nasal pode levar a efeitos sistêmicos ou locais, enquanto a inalação pelos pulmões proporciona uma absorção ampla. Absorção mínima ocorrerá por instilação nas orelhas, mas a absorção pelos olhos depende de a administração ser feita na forma de solução ou de ungüento.

Distribuição da droga

Esse processo envolve o transporte da droga para o local alvo de sua ação. Durante a distribuição, algumas moléculas da droga podem ser depositadas em sítios de armazenamento, e outras podem ser depositadas e inativadas. Vários fatores podem influir no modo como uma droga é distribuída ou, até mesmo, se ela será distribuída.

- *Fluxo sanguíneo:* a distribuição pode depender da perfusão tissular. Órgãos altamente vascularizados, como o coração, o fígado e os rins, acolherão a droga rapidamente. Por causa da reduzida vascularização, os níveis das drogas nos ossos, tecido adiposo, músculos e pele podem demorar algum tempo para aumentar. O nível de atividade do paciente e a temperatura local do tecido também podem afetar a distribuição da droga para a pele e músculos.
- *Ligação com proteínas plasmáticas:* na circulação, uma droga pode estar ligada a proteínas plasmáticas circulantes ou pode estar "livre", em estado não-ligado. Geralmente a proteína plasmática envolvida na ligação com drogas é a albumina. Quando uma droga está ligada, diz-se que ela é inativa e não pode ter efeito farmacológico. Só as moléculas da droga que estão livres podem causar efeito. À medida que as moléculas livres saem da circulação, moléculas da droga vão sendo liberadas das proteínas plasmáticas, para restabelecer a relação entre moléculas ligadas e livres. A ligação tende a ser inespecífica e competitiva. Isso significa que as proteínas plasmáticas ligar-se-ão a muitas drogas diferentes e que estas competirão pelos sítios de ligação das proteínas plasmáticas. A substituição de uma droga por outra pode ter conseqüências sérias. Por exemplo, a varfarina pode ser substituída pela tolbutamida, causando risco de hemorragia, enquanto a tolbutamida pode ser substituída por salicilatos, determinando risco de hipoglicemia.
- *Barreira placentária:* as vilosidades coriônicas contêm capilares fetais. Estes são separados dos capilares maternos por uma camada de células trofoblásticas. Essa barreira permite a passagem de compostos lipossolú-

veis, não-ionizados, da mãe para o feto, mas impedem a entrada de substâncias pouco lipossolúveis.

- *Barreira hematoencefálica:* os capilares do sistema nervoso central diferem dos capilares da maioria das outras partes do corpo. Eles não apresentam canais entre as células endoteliais através dos quais substâncias presentes no sangue normalmente têm acesso ao fluido extracelular. Essa barreira constrange a passagem de substâncias do sangue para o líquido cerebral e cerebroespinal. As drogas lipossolúveis (p. ex., o diazepam) passarão bem rapidamente para o sistema nervoso central, enquanto as drogas não-lipossolúveis terão pouco ou nenhum efeito.
- *Sítios de armazenamento:* o tecido graxo atuará como sítio de armazenamento para drogas lipossolúveis (p. ex., anticoagulantes). As drogas que ali se acumularam podem permanecer por algum tempo, só sendo liberadas depois que a administração do medicamento cessar. Estruturas contendo cálcio, como ossos e dentes, podem acumular drogas que se ligam ao cálcio (p. ex., a tetraciclina).

Metabolismo das drogas

O metabolismo da droga, ou *biotransformação,* refere-se ao processo de modificação ou alteração da composição química da mesma. Geralmente a atividade farmacológica da droga é removida. São produzidos metabólitos (produtos do metabolismo) mais polares e menos lipossolúveis do que a droga original o que, finalmente, promove sua excreção do organismo. A maior parte do metabolismo de drogas ocorre no fígado, onde as enzimas hepáticas catalisam várias reações bioquímicas. O metabolismo das drogas também pode ocorrer nos rins, na mucosa intestinal, nos pulmões, no plasma e na placenta.

O metabolismo transcorre em duas fases:

- *Fase I:* essas reações procuram biotransformar a droga num metabólito mais polar. As reações mais comuns são oxidações, catalisadas por enzimas oxidases de função mista. Outras reações da Fase I compreendem reações de redução e de hidrólise.
- *Fase II:* as drogas ou os metabólitos da Fase I, que não são suficientemente polares para serem excretadas pelos rins, são tornados mais hidrofílicos ("ávidos por água") através de reações de conjugação com compostos endógenos provenientes do fígado. Os conjugados resultantes são prontamente excretados pelos rins.

Há determinadas drogas cujo metabolismo se torna mais efetivo, se elas forem ministradas repetidamente, por causa da indução enzimática. Em conseqüência, são necessárias doses cada vez maiores da droga para produzir-se o mesmo efeito. A isso se denomina de *tolerância à droga*.

A tolerância também pode se desenvolver em conseqüência de mudanças adaptativas nos receptores celulares. Vários fatores afetam a capacidade de um paciente metabolizar drogas. Eles compreendem:

- *Diferenças genéticas:* os sistemas enzimáticos que controlam o metabolismo das drogas são determinados geneticamente. Alguns indivíduos apresentam respostas exageradas e prolongadas a drogas, tais como o propranolol, que sofre um metabolismo hepático extenso.
- *Idade:* o metabolismo da primeira passagem pode estar reduzido em idosos, resultando em um aumento de biodisponibilidade. Além disso, a produção retardada e a eliminação de metabólitos ativos podem prolongar a ação da droga. Por isso, idosos podem necessitar de doses reduzidas de remédios. Os sistemas enzimáticos responsáveis pela conjugação não têm perfeito funcionamento nos neonatos, havendo um maior risco de efeitos tóxicos medicamentosos nesse grupo de pacientes.
- *Processos patológicos:* em uma doença hepática (aguda ou crônica) o metabolismo será afetado, se houver destruição de hepatócitos. Fluxo sanguíneo reduzido no fígado, em conseqüência de colapso cardíaco ou choque, também pode reduzir a taxa de metabolismo de drogas.

Excreção das drogas

Rins

A maior parte das drogas e metabólitos é excretada pelos rins. Moléculas pequenas, de drogas ou metabólitos, podem ser transportadas por filtração glomerular no túbulo. Entretanto, isso só se aplica a drogas livres, e não às ligadas a proteínas plasmáticas. Em algumas drogas também ocorrerá secreção ativa para a luz do néfron. Porém, esse processo exige transportadores transmembrana e energia.

Vários fatores podem afetar a velocidade com que uma droga é excretada pelos rins. Eles englobam:

- A presença de uma doença renal (p. ex., insuficiência renal).
- Fluxo sanguíneo renal alterado.
- O pH da urina.
- A concentração da droga no plasma.
- O peso molecular da droga.

Bile

Várias drogas e metabólitos são secretados, pelo fígado, na bile. Então eles entram no duodeno, através do ducto biliar comum, e se deslocam pelo intestino delgado. Algumas drogas serão reabsorvidas pela corrente sanguínea e retornarão para o fígado pela circulação enteroepática (Figura 1.1). Daí, ou a droga é metabolizada ou é secretada novamente na bile. Este é o chamado ciclo enteroepático, que pode prolongar o tempo de ação de uma droga. Finalmente, as drogas secretadas na bile passam através do intestino grosso e são excretadas nas fezes.

Pulmões

Gases anestésicos e pequenas quantidades de álcool sofrem excreção pulmonar.

Leite materno

As glândulas produtoras de leite são cercadas por uma rede de capilares, e as drogas podem passar do sangue para o leite materno. As quantidades da droga podem ser muito pequenas, mas podem afetar o lactente, que tem menor capacidade para metabolizar e excretar drogas.

Perspiração, saliva e lágrimas

As drogas lipossolúveis podem ser excretadas passivamente através dessas secreções corporais.

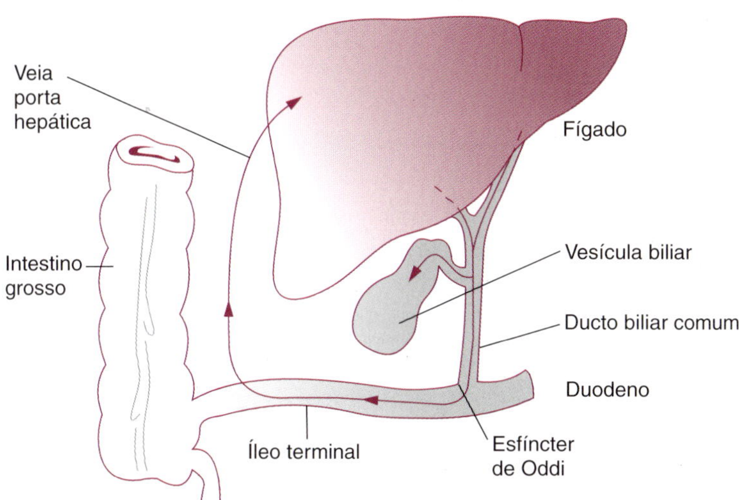

Fig. 1.1 A circulação enteroepática.

Em última análise, são os processos de metabolismo e excreção de drogas que determinarão a *meia-vida* da droga. Isto quer dizer: o período de tempo em que a concentração da droga no sangue cai pela metade (50%) em relação ao valor original. Os intervalos padrões de dosagem baseiam-se em cálculos da meia-vida. Isso é útil no estabelecimento de um regime de dosagem que produza concentrações plasmáticas estáveis da droga, mantendo o nível da mesma abaixo dos níveis tóxicos, mas acima do nível efetivo mínimo.

Há ocasiões em que é preciso alcançar rapidamente o nível plasmático efetivo da droga. Isso exige uma dose de droga maior do que aquela que é dada normalmente. Esta é a chamada *dose de carregamento.* Assim que é atingido o nível plasmático exigido, ministra-se a dose normal recomendada. Esta, então, é continuada em intervalos regulares, para manter um nível plasmático estável, e é chamada de *dose de manutenção.*

A determinação dos níveis plasmáticos de uma droga em intervalos freqüentes é utilizada quando são prescritas ao paciente drogas com um *índice terapêutico* estreito (p. ex., a digoxina e o lítio). O índice terapêutico é a relação entre a dose tóxica e a dose minimamente efetiva de uma droga. A monitorização dos níveis plasmáticos também pode ser usada para averiguar a reação de um paciente ao tratamento com a droga.

FARMACODINÂMICA

Enquanto a farmacocinética considera o modo como o corpo afeta uma droga, através dos processos de absorção, distribuição, metabolismo e excreção, a farmacodinâmica considera os efeitos e o modo de ação da droga sobre o corpo.

Todas as funções do corpo são mediadas por sistemas de controle que dependem de enzimas, de receptores na superfície celular, de moléculas transportadoras e de macromoléculas específicas (p. ex., o DNA). A maioria das drogas atua em nível molecular, por interferência nesses sistemas de controle. Para as drogas terem efeito, elas devem alcançar as células, através dos processos de absorção e distribuição já descritos. Uma vez em seus sítios de ação, as drogas tanto podem atuar de modo muito específico quanto inespecificamente. Primeiro vamos considerar os mecanismos específicos.

- *Interação com receptores na membrana celular:* geralmente o receptor é uma molécula protéica encontrada na superfície da célula ou localizada intracelularmente, no citoplasma. Freqüentemente as drogas interagem com receptores para formar um complexo droga–receptor. Para que a droga interaja com o receptor, ela precisa ter uma estrutura complementar, assim como uma chave tem estrutura complementar à da respectiva

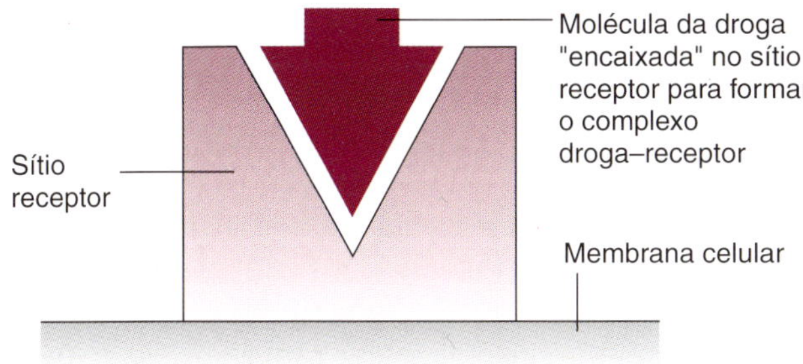

Fig. 1.2 Complexo droga–receptor.

fechadura (Figura 1.2). Pouquíssimas drogas são verdadeiramente específicas para um receptor em particular, e algumas delas podem combinar-se com mais de um tipo de receptor. Entretanto, muitas drogas têm atividade seletiva para determinado tipo de receptor.

Uma droga que tem afinidade para um receptor e, quando ligada a ele pode causar uma resposta específica, é chamada de *agonista.* A morfina é um agonista opióide, que se liga aos receptores *mu* do sistema nervoso central para deprimir a sensação de dor. As drogas que se ligam a receptores sem produzir uma resposta são chamadas de *antagonistas* ou bloqueadores de receptor. Elas reduzirão a probabilidade de ligação de alguma outra droga ou produto químico e assim irão reduzir ou bloquear a atividade de outra droga. Os antagonistas podem ser *competitivos,* quando competem com um agonista pelos sítios dos receptores e inibem a ação desse agonista. A ação da droga depende de a maior parte dos receptores estar sendo ocupada pelo agonista ou pelo antagonista. Por exemplo, a naloxona é um antagonista que compete pelos receptores *mu* e pode ser usada para tratar uma overdose de opióide. Ela competirá com a morfina pelos receptores *mu,* revertendo os efeitos de uma dose excessiva de morfina. Um antagonista *não-competitivo* inativará um receptor de tal modo que o agonista não possa ter efeito.

A ligação droga–receptor é reversível, e a resposta à droga é gradualmente reduzida, à medida que o a droga deixa o sítio receptor.

- *Interferência na passagem de íons pela membrana celular:* os canais de íons são poros seletivos na membrana celular, que permitem a movimentação de íons para dentro e para fora da célula. Algumas drogas bloqueiam esses canais, o que interfere no transporte dos íons e causa uma reposta fisiológica alterada. Nifedipina, verapamil e lignocaína são drogas que têm esse tipo de ação.
- *Inibição ou estimulação da enzima:* as enzimas são proteínas e catalisadores biológicos que aceleram a velocidade das reações químicas. Algumas dro-

gas interagem com enzimas de modo semelhante ao do mecanismo do complexo droga–receptor anteriormente descrito. Freqüentemente as drogas se assemelham ao substrato natural e competem com ele pela enzima. A aspirina, o metotrexato e os inibidores da enzima conversora da angiotensina [ECA], como o enalapril, são drogas que interagem com enzimas.

- *Incorporação a macromoléculas:* algumas drogas podem ser englobadas por uma molécula maior e então interferir no funcionamento normal desta molécula. Por exemplo, a transcrição é afetada quando o quimioterápio 5-fluorouracil é incorporado ao RNA mensageiro, em substituição ao uracil da molécula.
- *Interferência nos processos metabólicos de microrganismos:* algumas drogas interferem em certos processos metabólicos de microrganismos, que são muito específicos ou únicos, e assim matam o microrganismo ou inibem sua atividade. A penicilina altera a formação da parede celular bacteriana, enquanto a trimetoprima inibe a síntese bacteriana do ácido fólico.

Os mecanismos inespecíficos compreendem:

- *Alteração química do ambiente celular:* as drogas podem não alterar uma função celular específica, mas podem ocorrer respostas ou modificações se as drogas causarem uma alteração no ambiente químico que circunda a célula. Grupos de drogas que têm este efeito são os diuréticos osmóticos (p. ex., o manitol), os laxativos osmóticos (p. ex., a lactulose) e os antiácidos (p. ex., o hidróxido de magnésio).
- *Alteração física do ambiente celular:* as drogas podem não alterar uma função celular específica, mas, se conseguem modificar o ambiente físico em direção oposta ao ambiente químico que circunda a célula, podem ocorrer respostas ou modificações celulares. Drogas que têm esse efeito abrangem o docusato sódico, que reduz a tensão da superfície fecal, e muitas das preparações que funcionam como "cremes de barreira" para proteção à pele.

RESPOSTAS INDESEJÁVEIS À TERAPIA MEDICAMENTOSA

A maior parte das drogas não está totalmente livre de efeitos indesejáveis. Entretanto, este risco é maior nas drogas prescritas com freqüência, nas muito potentes e nas que têm um índice terapêutico estreito.

Os termos usados para descrever as respostas indesejáveis a drogas compreendem:

- *A reação adversa:* refere-se a qualquer efeito indesejável de uma droga.
- *O efeito colateral:* é usado em alternância com o termo reação adversa. Refere-se às respostas indesejáveis, mas previsíveis, a uma droga.

- *Efeito tóxico:* geralmente ocorre quando o paciente acumula excesso da droga. Pode ser devido a uma dose agudamente elevada da droga, a um acúmulo crônico ao longo do tempo, ou a aumento da sensibilidade em relação à dose padrão da droga.
- *Alergia à droga (hipersensibilidade):* o organismo enxerga a droga como um antígeno e estabelece uma reposta imune contra ele. Essa resposta pode ser imediata ou retardada.

FATORES QUE AFETAM A RESPOSTA INDIVIDUAL A UMA DROGA

Muitos fatores individuais determinam a resposta clínica a uma droga. Alguns deles já foram identificados, mas outros fatores também serão considerados aqui. Quem prescreve deve ter pleno conhecimento desses fatores, e eles devem ser incluídos na avaliação do paciente antes que se tomem decisões sobre a droga a ser prescrita. Além disso, esses fatores devem ser considerados quando se faz a monitorização das drogas que já estão sendo usadas pelo paciente, tenham elas sido prescritas ou obtidas para automedicação.

- *Idade:* indivíduos muito jovens e os mais idosos têm mais dificuldades para metabolizar e excretar drogas. Os sistemas enzimáticos hepáticos neonatais não têm eficiência completa, de modo que o metabolismo de drogas está reduzido, e o risco de toxicidade está aumentado. Nos idosos, metabolismo hepático demorado e o declínio na função renal significam que a excreção renal é retardada, e que a ação da droga pode ficar prolongada. Para idosos, os regimes de droga complicados podem ser difíceis de acompanhar, o que pode significar o uso de doses inadequadas ou excessivas.
- *Peso corporal:* o tamanho de um indivíduo afetará a quantidade de droga distribuída e disponível para atuar. Drogas lipossolúveis podem ser armazenadas pelo tecido adiposo e ficar indisponíveis para uso. Esse é o motivo pelo qual algumas drogas são ministradas de acordo com o peso do paciente (p. ex., x miligramas por quilo de peso corporal). Todos os pacientes devem ser pesados e reavaliados regularmente quando o paciente estiver em tratamento prolongado com a droga.
- *Gestação e lactação:* em estado livre, as drogas lipossolúveis, não-ionizadas, atravessam a placenta (p. ex., os opiáceos e a varfarina). Algumas podem ser teratogênicas, causando malformações fetais. As drogas também podem ser transferidas para o lactente, através do leite materno, e ter efeitos adversos na criança (p. ex., sedativos, anticonvulsivantes e cafeína). Sempre que possível, deve-se procurar obter um histórico completo sobre

drogas antes da concepção, ou logo que a gravidez seja diagnosticada. As grávidas precisam ser educadas a não usar medicamentos não prescritos.

- *Estado nutricional:* pacientes desnutridos podem ter alterações no metabolismo e distribuição da droga. Uma dieta protéica inadequada pode afetar a atividade enzimática e retardar o metabolismo das drogas. A baixa nos níveis de proteínas plasmáticas pode significar que haverá mais droga livre disponível para atuar. A redução da gordura corporal corresponderá a um menor seqüestro e à maior disponibilidade da droga. Doses normais para indivíduos com desnutrição grave podem levar à toxicidade. Por isso, a avaliação nutricional do paciente é essencial, e a desnutrição tem de ser tratada convenientemente.
- *Interações entre drogas e alimentos:* a presença de alimento pode aumentar ou inibir a absorção de drogas. Por exemplo, o suco de laranja (vitamina C) aumenta a absorção do sulfato de ferro, mas os laticínios reduzem a absorção de tetraciclina. Inibidores da monoaminoxidase não devem ser ingeridos com alimentos ricos em tiramina como queijo, "caldo de carne" (pó ou cubo), alguns tipos de bebidas alcoólicas e outros produtos, por causa da ocorrência de efeitos tóxicos, tais como uma crise hipertensiva súbita. A enfermagem deve ter algum conhecimento sobre as interações mais comuns entre drogas e alimentos, e o horário de administração de drogas pode precisar ser adaptado em função dos horários das refeições.
- *Processos mórbidos:* as alterações de funcionamento de muitos dos sistemas do corpo poderão afetar a resposta do indivíduo a uma droga. Aqui são dados apenas uns poucos exemplos.
  - Mudanças na motilidade intestinal, e daí no tempo de trânsito, podem afetar as taxas de absorção (p. ex., com diarréia e vômitos a taxa de absorção fica reduzida). A perda de superfície de absorção no intestino delgado, como ocorre na doença de Crohn, afetará a absorção.
  - Uma doença hepática (p. ex., hepatite, cirrose e insuficiência hepática) reduzirá o metabolismo de drogas e levará a um acúmulo gradual delas e ao risco de toxicidade.
  - Uma doença renal (p. ex., insuficiência renal aguda e/ou crônica) reduzirá a excreção de drogas, que poderão se acumular.
  - Doenças circulatórias (p. ex., insuficiência cardíaca e doença vascular periférica) reduzem a distribuição e o transporte das drogas.
- *Fatores mentais e emocionais:* muitos aspectos podem afetar a capacidade de um paciente conviver com seu regime de drogas. Eles abrangem confusão, amnésia, alguma doença mental diagnosticada, estresse, perda e vários outros. Esses problemas podem levar ao uso inadequado ou excessivo

de medicação, resultando em tratamento malsucedido ou em sérios efeitos adversos. Ao avaliar um paciente, estas questões devem ser levadas em consideração.

- *Fatores genéticos e étnicos:* os sistemas enzimáticos que controlam o metabolismo das drogas são determinados geneticamente e, por isso, a variação genética leva a diferenças entre pacientes, quanto à capacidade de metabolizar as drogas. Por exemplo, alguns indivíduos possuem uma forma atípica da enzima pseudocolinesterase. Quando esses indivíduos recebem o relaxante muscular suxametônio, ocorre paralisia prolongada, e eles demoram mais para se recuperar do efeito da droga. Sabe-se, também, que pessoas de raças diferentes têm diferentes taxas de aproveitamento de drogas.

LEITURA ADICIONAL

Baer CL & Williams BR (1996) *Clinical Pharmacology and Nursing*, 3rd edn. Springhouse, PA: Springhouse Corporation.

Clarke JB, Queener SF & Karb V (1997) *Pharmacologic Basis of Nursing Practice*, 5th edn. St Louis: Mosby.

Downie G, Mackenzie J & Williams A (2003) *Pharmacology and Medicines Management for Nurses*, 3rd edn. Edinburgh: Churchill Livingstone.

Galbraith A, Bullock S, Manias E, Richards A & Hunt B (1999) Fundamentals of Pharmacology: *A Text for Nurses and Health Professionals*. Singapore: Addison Wesley Longman.

McGavock H (2003) How drugs work. Oxford: Radcliffe Medical Press.

Pinnell NL (1996) *Nursing Pharmacology*. Philadelphia: W.B. Saunders.

Rang HP, Dale MM & Ritter JM (1999) *Pharmacology*, 4th edn. Edinburgh: Churchill Livingstone.

Springhouse (2001) *Clinical Pharmacology Made Incredibly Easy!* Springhouse, PA: Springhouse Corporation.

Trounce JR & Gould D (2000) *Clinical Pharmacology for Nurses*, 16th edn. Edinburgh: Churchill Livingstone.

CAPÍTULO 2

Pele

Este capítulo faz uma breve descrição da anatomia e da fisiologia da pele. Essa revisão auxiliará no conhecimento das várias condições que afetam a pele, bem como nos processos de tratamento recomendados.

A pele é o maior órgão do corpo. Ela tem uma vasta área de superfície, que se estende por aproximadamente 2 m^2 e, grosso modo, contribui com cerca de 16% do peso corporal total do indivíduo. A pele é composta de duas camadas principais de tecido: a epiderme, mais externa, e a derme, mais interna (ver Figura 2.1). Ela também tem várias estruturas acessórias que incluem cabelos, unhas, glândulas sudoríparas e sebáceas. Embora localizadas na derme, essas estruturas se projetam para a superfície da pele, através da epiderme.

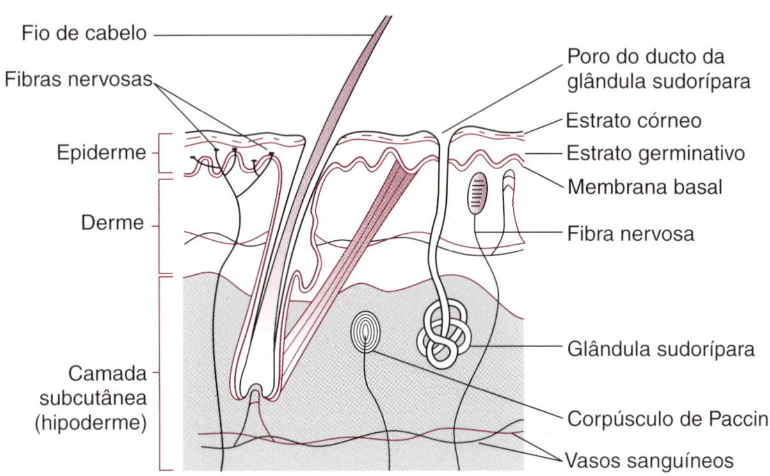

Fig. 2.1 Estrutura da pele.

A pele tem várias funções (Martini 2000). São elas:

- A proteção dos órgãos e tecidos subjacentes.
- A excreção de resíduos do metabolismo, de sais e de água.
- A manutenção da temperatura normal do corpo.
- O armazenamento de nutrientes.
- A detecção de estímulos, como a temperatura e a transmissão dessa informação, para o sistema nervoso.

EPIDERME

A pele está continuamente sujeita a lesões mecânicas. A epiderme proporciona proteção e também impede o ingresso de microrganismos no corpo. Ela é formada por várias camadas. A camada mais profunda é chamada de estrato germinativo, e a mais externa é o estrato córneo. O estrato germinativo está ligado a uma membrana basal, que separa a derme da epiderme.

O estrato germinativo é composto por várias células germinativas ou basais, cuja divisão repõe as células que se desprendem da superfície do epitélio. À medida que essas células germinativas vão se deslocando em direção à superfície da pele, sua estrutura e atividade vão mudando. Ainda na camada basal, elas já começam a formar uma proteína chamada ceratina. A produção dessa proteína continua enquanto elas estão se deslocando em direção à superfície da pele. Desse modo, cerca de 15 a 30 dias mais tarde, quando as células chegam ao estrato córneo, elas se parecem com sacos de proteína, achatados, e suas organelas intracelulares desapareceram.

Essas células permanecem no estrato córneo por mais cerca de 2 semanas, até se desprenderem. Isso proporciona uma barreira de células que, embora mortas, são extremamente duráveis. O estrato córneo é a principal barreira contra a perda de água do corpo. Ele tem duas ações que restringem a movimentação da água e limitam a perda desta pela superfície da pele. Primeiro, a matriz em que as células do estrato córneo estão inseridas é rica em lipídios. Essa substância é quase impenetrável pela água e, por isso, torna extremamente difícil que as moléculas de água se movam para fora da célula epidérmica. Segundo, que a proteína no interior das células epidérmicas atrai moléculas de água e se sustenta nelas. Como conseqüência dessas ações, a superfície da pele normalmente é seca, com muito pouca perda de água, sendo então desfavorável ao desenvolvimento de muitos microrganismos. Embora resistente à água, o estrato córneo não é à prova d'água. O líquido intersticial penetra gradualmente nessa camada de tecido, para evaporar-se da superfície para o ar circundante. Dessa maneira, aproximadamente 500 mL são perdidos pelo corpo diariamente.

DERME

A derme é constituída por uma rede de dois tipos de proteína. Eles são o colágeno e a elastina. As fibras do colágeno proporcionam à pele sua resistência. A elastina dá à pele a sua flexibilidade. A derme também é constituída por uma rede de vasos sanguíneos e por várias outras estruturas. Elas compreendem:

(a) *Glândulas sudoríparas:* milhões dessas glândulas são encontradas na derme, em todo o corpo. As glândulas sudoríparas écrinas são as mais comuns e são encontradas principalmente nas palmas, nas plantas e na testa. Quando a temperatura do corpo aumenta, devido a estresse emocional, a um ambiente aquecido ou a exercício, as glândulas écrinas são ativadas. As glândulas sudoríparas apócrinas são encontradas nas superfícies mamárias e axilares do corpo. Essas glândulas se tornam ativas durante a estimulação sexual e o estresse emocional.
(b) *Glândulas sebáceas:* essas glândulas produzem sebo e são encontradas em todo o corpo (exceto nas palmas das mãos e plantas dos pés), em estreita proximidade com os pêlos corporais. O sebo é um óleo composto por ácidos graxos, substâncias tóxicas a bactérias e colesterol. Ele é secretado para o folículo piloso, através do ducto sebáceo. A manutenção da maciez da pele e do pêlo é devida ao deslocamento do sebo ao longo do fio, em direção à superfície da pele.
(c) *Unhas:* as unhas resultam de células epidérmicas ceratinizadas, que protegem os dedos das mãos e pés.
(d) *Pêlo:* a base do pêlo, ou bulbo, está situada na derme. A papila é uma projeção pontuda da derme, protraída no bulbo piloso. As células do folículo piloso (que abrigam a raiz do piloso, encontrada sob a pele) são nutridas pela papila. As células próximas à superfície do folículo piloso são duras e ceratinizadas.

Variações na estrutura da pele ocorrem por causa da idade, do ambiente e da origem étnica. A pele também varia em diferentes partes do corpo. Por exemplo, a pele sem cabelo (glabra), como a das palmas das mãos e das plantas dos pés, tem a epiderme extremamente grossa e numerosos receptores sensoriais.

A pele com folículos pilosos, a pele hirsuta (p. ex., o couro cabeludo), tem uma epiderme fina e muitas glândulas sebáceas.

REFERÊNCIA

Martini FH (2000) *Fundamentals of Anatomy and Physiology*, 5th edn. New Jersey: Prentice Hall International.

CAPÍTULO 3

Tratamento de Infecções

Este capítulo trata dos diferentes grupos de antibacterianos disponíveis para tratar infecções instaladas. Na Figura 3.1, apresenta-se a estrutura de uma célula bacteriana genérica.

Ao redor da célula bacteriana existe uma parede celular contendo peptidoglicano. Essa substância é exclusiva das bactérias e não se encontra em células humanas. Por dentro da parede celular está a membrana celular da bactéria, que tem permeabilidade seletiva. Ela é semelhante à da célula humana, à medida que tem uma camada fosfolipídica dupla e proteínas de membrana, mas não contém esteróis. O citoplasma é encontrado no interior da membrana celular. Como nas células humanas, o citoplasma contém proteínas solúveis (muitas delas enzimas), ribossomas para a síntese protéica, íons inorgânicos e moléculas do metabolismo intermediário. Diferentemente da célula humana, a célula bacteriana não tem núcleo. O material genético está num único cromossoma, que fica no interior do citoplasma.

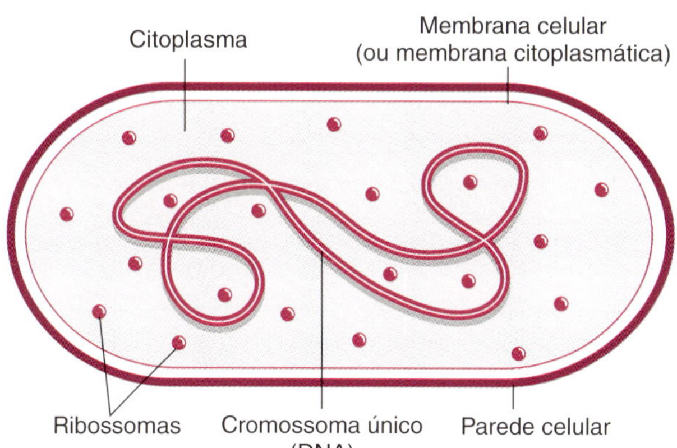

Fig. 3.1 Estrutura de uma célula bacteriana.

As drogas antibacterianas podem ser classificadas de diversas maneiras:

1. Podem ser caracterizadas como bacteriostáticas ou bactericidas. As drogas bacteriostáticas inibem o crescimento bacteriano, sem matar a célula. Espera-se que o sistema imune humano destrua o organismo. As drogas bactericidas matam a bactéria.
2. Pela estrutura química.
3. Conforme o seu modo de ação (descrito mais adiante, neste capítulo).
4. Conforme a variação ou espectro de sua atividade. Elas podem ser de "amplo espectro" ou de "espectro restrito".

GRUPOS DE DROGAS ANTIBACTERIANAS

As drogas antibacterianas podem ser classificadas em grupos, de acordo com sua estrutura química. São exemplos desses grupos:

- Penicilinas resistentes à penicilinase, por exemplo, a flucloxacilina.
- Penicilinas de amplo espectro, por exemplo, a amoxicilina.
- Tetraciclinas, por exemplo, tetraciclina, doxiciclina, minociclina, oxitetraciclina, limeciclina.
- Aminoglicosídeos, por exemplo, gentamicina, neomicina.
- Macrolídeos, por exemplo, a eritromicina.

Outras drogas antibacterianas incluem cloranfenicol, ácido fusídico, trimetoprima, metronidazol, nitrofurantoína, clindamicina.

MODO DE AÇÃO

As drogas antibacterianas exercem seus efeitos através de cinco mecanismos importantes (Wingard *et al.* 1991). São eles:

- Inibição da síntese e dano à parede celular bacteriana.
- Inibição da síntese e dano à membrana celular bacteriana.
- Modificação da síntese de ácidos nucléicos bacterianos.
- Inibição ou modificação da síntese protéica bacteriana.
- Modificação do metabolismo energético bacteriano.

INIBIÇÃO DA SÍNTESE E DANO À PAREDE CELULAR BACTERIANA

Penicilinas, penicilinas resistentes à penicilinase, penicilinas de amplo espectro e cefalosporinas alteram a formação da camada de peptidoglicanos da parede celular. Isso torna a célula bacteriana incapaz de manter seu gradiente osmótico, e ela começa a inchar. Finalmente ela se rompe.

INIBIÇÃO DA SÍNTESE E DANO À MEMBRANA CELULAR BACTERIANA

As polimixinas se ligam a fosfolipídios da membrana e alteram a permeabilidade aos íons de sódio e potássio. Formam-se orifícios na membrana, e isso modifica o gradiente osmótico da célula. A célula finalmente se rompe.

MODIFICAÇÃO DA SÍNTESE DE ÁCIDOS NUCLÉICOS BACTERIANOS

As quinolonas inibem a replicação do ácido desoxirribonucléico (DNA) bacteriano. Elas bloqueiam a atividade da DNA-girase, uma enzima essencial para a replicação e reparação do DNA. O metronidazol atua por meio de um intermediário, que inibe a síntese do DNA bacteriano e causa quebras no DNA já existente. O exato modo de ação da nitrofurantoína não está determinado. Supõe-se que a droga seja reduzida a um metabólito instável, que causa quebras no filamento de DNA e danos à bactéria.

INIBIÇÃO OU MODIFICAÇÃO DA SÍNTESE PROTÉICA BACTERIANA

Vários grupos de antibacterianos impedem a produção de proteínas essenciais à célula bacteriana. Tetraciclinas, aminoglicosídeos, macrolídeos, clindamicina e cloranfenicol, todos agem ligando-se a uma das subunidades dos ribossomos bacterianos, que é onde as proteínas são efetivamente produzidas, impedindo assim a síntese protéica. O ácido fusídico impede que o ácido ribonucléico de transferência (tRNA) se ligue aos ribossomas. Os inibidores da síntese protéica tendem a ter propriedades bacteriostáticas.

MODIFICAÇÃO DO METABOLISMO ENERGÉTICO BACTERIANO

Em bactérias, a trimetoprima age por inibição da via do folato. As bactérias precisam sintetizar seus próprios derivados de folato, que são importantes para as reações intracelulares. Por inibição da enzima diidrofolato redutase, a trimetoprima interrompe a conversão do ácido diidrofólico em ácido tetraidrofólico.

CONTRA-INDICAÇÕES

- *Penicilinas:* hipersensibilidade à penicilina.
- *Tetraciclinas:* afecções renais, gestação e amamentação, crianças menores de 12 anos.
- *Aminoglicosídeos: miastenia gravis,* hipersensibilidade.
- *Macrolídeos:* hipersensibilidade. Os estolatos são contra-indicados em doenças hepáticas.
- *Cloranfenicol:* gestação e amamentação, porfiria.
- *Ácido fusídico:* hipersensibilidade.
- *Trimetoprima:* afecções renais e discrasias sanguíneas.
- *Metronidazol:* hipersensibilidade.
- *Nitrofurantoína:* deficiência de G6PD, função renal anormal e em crianças com menos de 3 meses de vida.
- *Clindamicina:* estados diarréicos.

EFEITOS COLATERAIS

- Penicilinas e penicilinas resistentes à penicilinase
  As preparações orais da fenoximetilpenicilina e da flucloxacilina podem causar: reações de hipersensibilidade (urticária, febre, artralgia, erupção cutânea, angioedema, anafilaxia), anemia hemolítica, nefrite intersticial, trombocitopenia, neutropenia, parestesia, diarréia e colite associada a antibióticos.

- Penicilinas de amplo espectro
  As preparações orais de amoxicilina e clavulanato-amoxicilina podem causar: náusea, vômitos, diarréias, erupções, reações de hipersensibilidade (urticária, febre, artralgia, erupção cutânea, angioedema, anafilaxia), anemia hemolítica, nefrite intersticial, trombocitopenia, neutropenia e parestesia.

- Tetraciclinas
  As preparações orais de tetraciclina, doxiciclina, minociclina, limeciclina e oxitetraciclina podem causar: náusea, vômitos, diarréias, disfagia, irritação esofágica, hipersensibilidade (erupção cutânea, urticária, angioedema, anafilaxia, dermatite esfoliativa), cefaléia, distúrbios de visão, toxicidade hepática, pancreatite, fotossensibilidade, discrasias sanguíneas e manchas na pele.

- Aminoglicosídeos
  A gentamicina e a neomicina são empregadas em preparações tópicas e podem causar irritação, ardência, pinicação e prurido.

- Macrolídeos
  As preparações orais de eritromicina e claritromicina podem causar: náusea, vômitos, desconforto abdominal, diarréias, urticária, erupções cutâneas e outras reações alérgicas, perda reversível da audição, icterícia colestática e distúrbios cardíacos. Adicionalmente, a claritromicina pode causar dispepsia, cefaléia, alteração no olfato e paladar, estomatite, glossite, mialgias, artralgias, vertigens, tinidos, ansiedade, insônia, pesadelos, confusão, psicose, icterícia e hepatite.
  A eritromicina tópica pode causar leve irritação cutânea e sensibilização.
- Cloranfenicol
  O cloranfenicol tópico pode causar prurido leve.
- Ácido fusídico
  Há raros relatos de hipersensibilidade pela administração tópica.
- Trimetoprima
  A trimetoprima oral pode causar: náusea, vômitos, erupções cutâneas, pruridos, hipercaliemia e depressão da hematopoese, fotossensibilidade e reações alérgicas (angioedema e anafilaxia).
- Metronidazol
  O metronidazol oral pode causar: náusea, vômitos, erupções cutâneas, língua saburrosa, sonolência, cefaléias, vertigens, ataxia, urticária, prurido, angioedema, anafilaxia, hepatite, icterícia, mialgias, artralgias, trombocitopenia e anemia aplásica.
  A aplicação vaginal de gel de metronidazol pode causar: irritação local, sangramento anormal, candidíase e aumento da pressão pélvica.
- Nitrofurantoína
  A nitrofurantoína oral pode causar: náusea, vômitos, anorexia, diarréia, neuropatia periférica, reações pulmonares agudas e crônicas, angioedema, urticária, erupção cutânea, prurido, icterícia, hepatite, pancreatite, artralgias e discrasias sanguíneas.
- Clindamicina
  A clindamicina tópica pode causar ligeira irritação da pele e sensibilização. O creme vaginal de clindamicina pode danificar preservativos de látex e diafragmas.

Antes de prescrever um antibacteriano, devem ser considerados os seguintes fatores:

1. História prévia de terapia antibacteriana e de alergia medicamentosa, função hepática e renal atual e outros dados da história patológica pregressa pertinentes.

2. A dose da droga a ser prescrita dependerá de vários fatores, inclusive idade, peso e função renal.
3. Os protocolos antibacterianos locais podem indicar quais drogas que devem ser prescritas, e esses documentos devem ser consultados rotineiramente.
4. Infecções virais não devem ser tratadas com antibacterianos.
5. Antibacterianos não devem ser receitados profilaticamente.
6. Para identificar o organismo causador, devem ser obtidas amostras do local afetado, para cultura e antibiograma. Quando esse organismo for isolado, pode ser necessário empregar outra droga com perfil de sensibilidade apropriado.
7. Alguns antibacterianos orais devem ser administrados em momentos específicos:
   - A amoxicilina e a fenoximetilpenicilina não são afetadas pelo ácido gástrico e podem ser tomadas independentemente das refeições.
   - A tetraciclina deve ser administrada com o estômago vazio. Deve ser tomada 1 hora antes ou 2 horas depois das refeições. O cálcio, o alumínio, o ferro, o magnésio, bismutos, sais de zinco, quinopril, antidiarréicos, antiácidos e laticínios têm efeito adverso à absorção das tetraciclinas. A absorção da limeciclina, da doxiciclina e da minociclina não é significativamente alterada por quantidades moderadas de leite. A doxiciclina e a minociclina podem ser tomadas com o estômago cheio ou vazio (Galbraith *et al.*, 1999). Todas as tetraciclinas devem ser engolidas com o paciente em posição sentada ou de pé.
   - A nitrofurantoína deve ser tomada após as refeições, para evitar a irritação gástrica.

O paciente deve ser instruído a respeito dos horários de ingestão da medicação, dos efeitos colaterais e da importância de ingerir toda a medicação prescrita. Se ocorrerem reações alérgicas, deve-se suspender a droga e notificar um médico imediatamente.

REFERÊNCIAS

Galbraith A, Bullock S, Manias E, Richards A & Hunt B (1999) *Fundamentals of Pharmacology: A Text for Nurses and Health Professionals*. Singapore: Addison Wesley Longman.

Wingard LB, Brody TM, Larner J & Schwartz A (1991) *Human Pharmacology: Molecular to Clinical*. St Louis: Mosby Year Book.

CAPÍTULO 4

Acne Vulgar e Rosácea

A acne vulgar e a rosácea são afecções inflamatórias crônicas da pele que, caracteristicamente, apresentam episódios agudos de inflamação. Ambas as condições estão associadas ao desenvolvimento de eritema facial, pápulas e pústulas. O diagnóstico diferencial é importante, uma vez que o tratamento varia conforme a fase e a gravidade de cada afecção. O impacto psicossocial da acne vulgar e da rosácea pode ser profundo, pelo que sempre se propõe a intervenção logo no início. A Tabela 4.1 aponta as principais diferenças clínicas entre a acne vulgar e a rosácea.

ACNE VULGAR

A acne vulgar (ver Figuras 4.1 e 4.2) é uma das condições mais comuns observadas no atendimento primário (Layton, 1999). Ela envolve as unidades pilossebáceas da pele (UPP). As UPPs consistem de uma glândula sebácea ligada a um canal, chamado folículo, que contém um pêlo fino (ver Figura 4.3). Essas unidades são mais numerosas na face, na parte superior do dorso e no tórax, e são essas as regiões que a acne afeta predominantemente.

Tabela 4.1 **Principais diferenças clínicas entre a acne vulgar e a rosácea**

Acne	*Rosácea*
• Seborréia subjacente	• Sem seborréia
• Presença de comedões	• Sem comedões
• Mais comum em adolescentes	• Mais comum na meia-idade
• Mais comum no sexo masculino	• Mais comum no sexo feminino
• Afeta o rosto, o tórax e o dorso	• Mais comum em pessoas de pele delicada
• Eritema facial menos intenso	• Geralmente só a face é afetada
• Presença de cicatrizes	• Presença de telangiectasias (vasos sanguíneos superficiais dilatados)

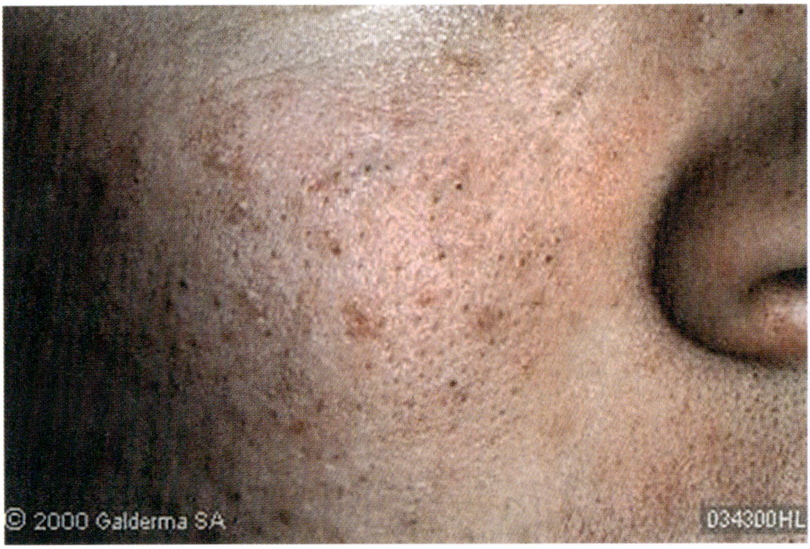

Fig. 4.1 Acne comedogênica.

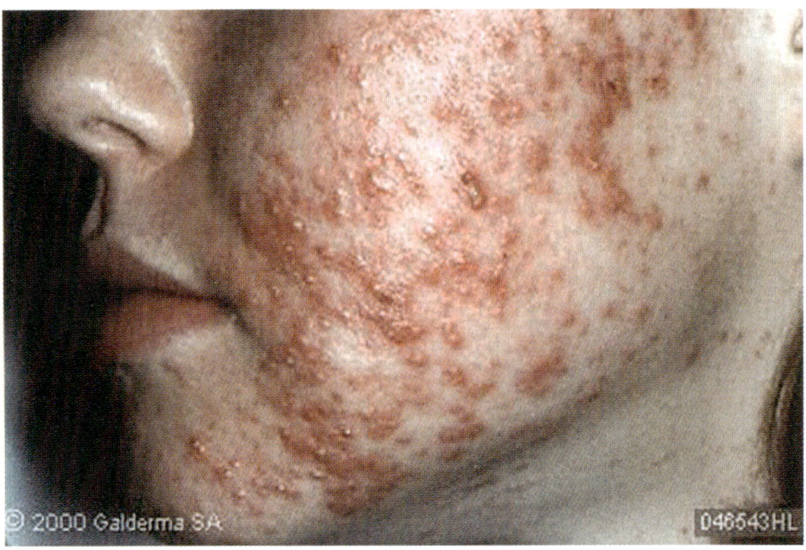

Fig. 4.2 Acne inflamatória.

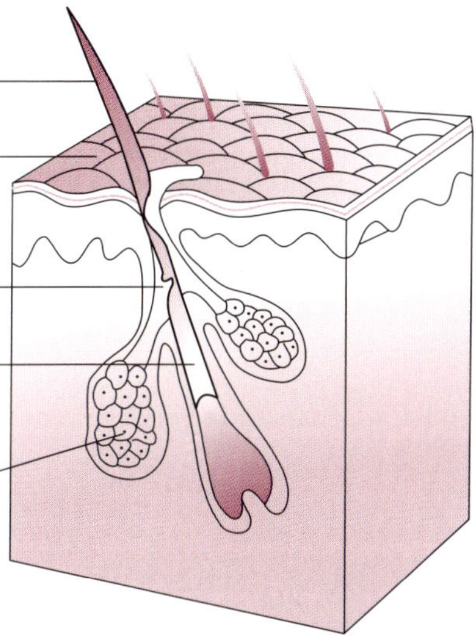

Fig. 4.3 Desenho esquemático de uma unidade pilossebácea da pele (UPP).

A acne vulgar inicia-se, mais freqüentemente, no começo da adolescência, e pode persistir por vários anos (variação de idade dos 11 aos 30). Ocasionalmente a acne pode aparecer no início da juventude ou na infância (acne juvenil) ou persistir pela quarta década de vida (Cunliffe & Gould, 1979). Entender a patogenia da acne é vital para o sucesso no tratamento dessa condição.

Quatro fatores fisiopatológicos diferentes contribuem para o desenvolvimento e a gravidade da acne.

1. O aumento da produção de sebo. A elevação na síntese de andrógenos durante a puberdade causa um aumento de tamanho das glândulas sebáceas, que passam a produzir maior quantidade de sebo. Isso torna a pele mais gordurosa (seborréia).
2. Oclusão do ducto folicular. As células que revestem o ducto folicular reagem anormalmente à testosterona. Elas se tornam aderentes e não se desprendem normalmente. Isso causa um bloqueio do ducto folicular e impede a saída do sebo da glândula sebácea. O sebo se acumula no ducto e isso origina pontos pretos ("cravos pretos") e pontos brancos ("cravos brancos"), denominados em conjunto comedões.
3. Colonização de ductos foliculares por bactérias *Propionibacterium acnes,* com produção de compostos químicos inflamatórios.
4. O ingresso de compostos químicos inflamatórios na derme, tornando a pele eritematosa e intumescida, com desenvolvimento de pústulas (lesões contendo líquido purulento, branco ou amarelado).

Tabela 4.2 **Gravidade e aspecto clínico da acne**

Gravidade da acne	*Aspecto clínico*
Leve	Seborréia; predomínio de lesões tipo comedão; presença de comedões abertos e fechados (escuros e brancos, respectivamente); microcomedões (a primeira fase da formação do comedão, um comedão tão pequeno que só pode ser visto ao microscópio); lesões papulosas (lesões inflamadas) +/– inflamação
Moderada	Seborréia; comedões abertos e fechados; lesões papulosas e pustulosas com inflamação
Grave	Seborréia; comedões abertos e fechados; lesões papulosas e pustulosas com inflamação; cicatrizes; +/– lesões nódulo-císticas (lesões nodulares profundas com ou sem um componente inflamatório às vezes chamado de "cisto" de acne)

Todos os procedimentos devem visar à resolução dos quatro fatores que contribuem para a acne vulgar. Deve-se levar em consideração a distribuição e intensidade da seborréia, comedões, lesões inflamatórias, pústulas, lesões nódulo-cicatriciais e cicatrizes.

Avaliação

A acurada avaliação do paciente é o requisito fundamental para o manejo do paciente com acne. Além de se obter um histórico geral do paciente, é preciso examinar suas necessidades fisiológicas *e psicológicas.* A acne requer um tratamento de médio a longo prazos (de meses a anos), com terapias tópicas e/ou sistêmicas. O sucesso de qualquer terapia depende da concordância do paciente, e isso exige o auxílio e o aconselhamento continuados, da parte de quem prescreve. Este médico tem um papel importante na avaliação correta das necessidades clínicas, psicológicas e educacionais de cada paciente. As próximas seções esquematizam uma estratégia clara de avaliação, de modo a auxiliar a prescrição clínica para as terapias mais apropriadas nos pacientes com acne.

História geral

- *História patológica pregressa:* passado médico de doenças e operações, síndrome do ovário policístico, doença de pele anterior (especialmente na infância), história de alergia ou de sensibilidades, medicações prescritas, automedicações, ervas medicinais e vitaminas.
- *História familial:* acne, rosácea, seborréia, doenças auto-imunes, alergias, doenças familiais, da síndrome do ovário policístico.

- *História social:* ocupação, interesses esportivos e de lazer, situação doméstica, afastamento para viagens, animais de estimação e outros.

Avaliação fisiológica

- História clínica de lesões de pele e do desenvolvimento da acne:
  - Duração da acne: Como e quando as lesões começaram a aparecer?
  - Que tipo de lesão está presente (comedões abertos/fechados, pápulas, pústulas, lesões císticas, cicatrizes)?
  - Local da acne.
  - Alguma coisa faz sua acne melhorar ou piorar?
  - Sua acne é dolorosa?
  - Você perfura ou espreme suas lesões?
- Presença de lesões e descrição das mesmas:
  - Os comedões (fechados e abertos) aparecem como pontos brancos e pretos, respectivamente.
  - As pápulas (lesão elevada < 5 mm) aparecem como lesões inflamadas.
  - As pústulas (lesões elevadas, contendo líquido purulento branco ou amarelado).
  - Lesões císticas (lesões nodulares profundas, com ou sem componente inflamatório).
  - Lesões cicatriciais, freqüentemente descritas como "por picador de gelo", devido ao seu aspecto.
  - Hipo/hiperpigmentação da pele ou das lesões (hiperpigmentação pós-inflamatória).
  - Cicatrizes hipertróficas e quelóides (especialmente nos tipos de pele mais escuros).
- Distribuição das lesões:
  - A presença de comedões confirma o diagnóstico de acne vulgar.
  - Geralmente as lesões são polimórficas, múltiplas, localizadas ou espalhadas.
  - A acne afeta, tipicamente, as regiões seborréicas da pele (p. ex., o rosto, o peito e as costas).

Avaliação clínica

- Morfologia das lesões:
  - Os comedões e microcomedões são as lesões precursoras da acne vulgar.
  - Os comedões fechados aparecem como pápulas pequenas e firmes ou "pontos brancos".

- Os comedões abertos aparecem como pápulas pequenas e firmes, ou "pontos pretos" (devido à oxidação do sebo na superfície).
- As lesões papulosas inflamatórias aparecem por causa do acúmulo da bactéria *P. acnes* nas UPPs bloqueadas, iniciando uma reação inflamatória.
- As pústulas aparecem por causa do acúmulo de células e restos celulares durante o processo inflamatório.
- As lesões císticas são lesões mais profundas na derme.
- A formação de cicatriz pode decorrer da resolução das lesões dérmicas inflamatórias.

Avaliação psicológica

Freqüentemente é reportada morbidade psicológica, com ansiedade e depressão, em pacientes com acne. Os afetados pela acne podem desenvolver baixa auto-estima, que pode causar impacto em todos os aspectos das relações pessoais, sociais e profissionais do indivíduo.

▪ Impacto psicológico:

Autoconceito: da perspectiva do paciente, como é que a sua pele é vista pelos outros? Como o paciente (e os outros) reage(m) a isso?

Auto-imagem: como o paciente suporta o aspecto de sua pele?

Concordância: como é que o paciente tem convivido com o tratamento atual e os anteriores?

- Qual é o entendimento do paciente em relação à doença, ao tratamento e ao prognóstico e se existem deficiências de conhecimento?
- Se o paciente quer participar das decisões a respeito de seu tratamento de pele, se anteriormente houve satisfação ou insatisfação com o tratamento ou o progresso.
- Quais são as expectativas do paciente em relação ao tratamento prescrito?

Layton (2004) apóia o uso da escala de *Assessment of Psycological and Social Effects of Acne* (APSEA), que foi desenvolvida em Leeds e que pode ser usada como uma escala genérica de qualidade de vida e/ou como um instrumento de medida da satisfação do paciente.

Se usarmos um instrumento clínico e/ou psicológico, é importante documentar medidas seriadas, para avaliar o progresso e a satisfação. Para o paciente, esses instrumentos podem ajudar a reforçar a ocorrência de progressos, e para os profissionais de saúde, podem ajudar a confirmar a conveniência do encaminhamento do paciente para um especialista.

Cuidados diários com a pele

A limpeza diária da pele é uma parte importante de um programa de tratamento. Lavagem e limpeza excessivas não são necessárias e poderão irritar uma pele inflamada e delicada. Usar um sabonete suave para lavar delicadamente a pele afetada ajuda a reduzir a seborréia. Alguns produtos disponíveis no comércio são anticomedogênicos, capazes de ajudar a reduzir o desenvolvimento de comedões. O uso de substâncias abrasivas na limpeza da pele deve ser feito com cuidado. O uso excessivo pode irritar e danificar a pele delicada, causando inflamação e abrasões. Para pessoas com acne, em geral, recomendam-se produtos hidratantes e maquiagens sem óleo.

Os pacientes devem ser aconselhados a controlar seu desejo de furar e espremer as lesões, porque isso pode traumatizar mais a pele e induzir inflamação e cicatrizes posteriores. Tratar precocemente os comedões e microcomedões ajuda a reduzir o desenvolvimento de lesões inflamatórias. Por isso, deve-se considerar uma terapia de manutenção que empregue agentes anticomedogênicos (p. ex., com retinóides tópicos) durante a fase não-inflamatória.

Preparados para o tratamento da acne vulgar

Os preparados usados para o tratamento da acne compreendem:

1. Peróxido de benzoíla e ácido azelaico.
2. Retinóides.
3. Antimicrobianos; antibióticos.

Peróxido de benzoíla e ácido azelaico

Modo de ação. O peróxido de benzoila desobstrui as glândulas sebáceas ao remover a camada superior da pele (efeito ceratolítico). A inflamação do folículo bloqueado é reduzida, à medida que este preparado também age nas bactérias causadoras da infecção. O peróxido de benzoíla também pode ser usado em combinação com um agente antimicrobiano. Ambos os produtos têm ação ceratolítica e antimicrobiana. O ácido azelaico tem uma ação semelhante à do peróxido de benzoíla.

Precaução. Deve-se evitar contato do peróxido de benzoíla com a boca, mucosas e olhos. Ele pode causar clareamento de tecidos coloridos e do cabelo, e os pacientes devem evitar exposição excessiva ao sol.

Efeitos colaterais. O peróxido de benzoíla e o ácido azelaico podem causar irritações na pele, especialmente no início da terapia. Isso geralmente diminui se o tratamento for retomado com freqüência mais reduzida ou se for suspenso até que a irritação ceda e daí recomeçando em freqüência reduzida ou produtos com concentração menor.

Em pacientes que usam o tratamento tópico, é razoável esperar uma melhora de 50% na condição da pele na revisão dos 3 meses. Se não houver melhora demonstrável em 3 meses, devem ser consideradas terapias alternativas, que podem ser monoterapias alternativas ou o acréscimo de outra terapia tópica (combinação).

Retinóides

Modo de ação. Ao tornar a camada epidérmica menos coesiva, os retinóides reduzem a produção de sebo e facilitam sua drenagem. Os retinóides tópicos abrangem:

- Adapaleno.
- Tretinoína.
- Isotretinoína.

Contra-indicações. Os retinóides não devem ser empregados durante a gestação ou amamentação. A tretinoína é contra-indicada para indivíduos com história de carcinoma basocelular.

Precauções. Esses medicamentos não devem ser usados quando a acne ocupa uma área superficial muito grande. O contato com os olhos, narinas, boca, mucosas e cortes na pele deve ser evitado. Também deve ser evitada a exposição à luz ultravioleta e a cosméticos adstringentes.

Efeitos colaterais. Os efeitos colaterais dos retinóides incluem poeiração local, eritema, ferroadas, prurido, ressecamento e descamação cutânea. Durante a fase inicial do tratamento com tretinoína, a acne pode exacerbar.

A isotretinoína pode ser prescrita por via oral para a acne. Esta droga é teratogênica e não deve ser dada a mulheres grávidas, que desejem engravidar ou pratiquem anticoncepção adequada. Também é contra-indicada durante a amamentação e em indivíduos com déficit hepático ou renal. Esta droga tem vários efeitos adversos comuns tais como queilite, dermatite, sangramento nasal e cefaléia. Complicações mais graves incluem hiperlipidemia, hepatotoxicidade e neutropenia.

Antimicrobianos (Antibióticos)

As preparações tópicas de eritromicina, tetraciclina ou clindamicina são efetivas no tratamento da acne. Entretanto, vem aumentando a resistência do *P. acnes* a antibacterianos.

Por isso, sempre que possível:

- Use antimicrobianos não-antibióticos (p. ex., o peróxido de benzoíla e o ácido azelaico).
- Evite a concomitância de antibióticos orais e tópicos.
- Para um curso repetido (3 a 6 meses), use um antibiótico efetivo.
- Informe os pacientes de que pode demorar de 2 a 3 meses até que a pele apresente uma melhora.
- Não prolongue o tratamento além do necessário [*British National Formulary* (BNF) 2005]. É aconselhável um acompanhamento regular trimestral.

Se o tratamento tópico não for efetivo, podem ser prescritos antibióticos orais. As preparações compreendem a oxitetraciclina, a tetraciclina, a limeciclina, a doxiciclina e a minociclina (ver Capítulo 3 quanto a modos de ação, contra-indicações e efeitos colaterais dessas preparações). A limeciclina causa menos problemas epigástricos do que antibióticos do grupo das tetraciclinas. Além disso, a limeciclina é uma droga ministrada em dose diária única, o que pode melhorar a adesão ao tratamento.

Tratamento hormonal

O co-ciprindiol contém um antiandrógeno e pode ser usado para tratar a acne. Ele é útil para mulheres que também desejam usar contraceptivos orais.

A disponibilidade e a adequação desse tratamento devem ser discutidas como parte da estratégia de avaliação, e os pacientes devem ser aconselhados a consultar seus clínicos gerais, quanto a isso.

Resumo das ações dos principais tratamentos para acne. Os principais grupos de drogas usados no tratamento da acne visam especificamente:

Peróxido de benzoíla	Comedões e lesões inflamados.
Retinóides tópicos	Anticomedogênicos e antiinflamatórios. Tratam as lesões precursoras (comedões), o que pode evitar sua evolução para lesões inflamatórias. São importantes na fase ativa e na de manutenção.

Antimicrobianos tópicos	Antiinflamatórios e anticomedogênicos. Ajudam a reduzir a colonização por *P. acnes* e a resposta inflamatória subseqüente.
Antibióticos tópicos/sistêmicos	Reduzem a colonização por *P. acnes* e a resposta inflamatória.
Retinóides sistêmicos	Antiinflamatórios, anticomedogênicos e reduzem a hiperceratinização dos ductos foliculares.
Antiandrógenos sistêmicos	Reduzem a produção de sebo e a hiperplasia das glândulas sebáceas.

O *Leeds Revised Acne Grading System* (Gollnick *et al.*, 2003) (ver Tabela 4.3) é um algoritmo para avaliar a gravidade clínica da acne e pode facilitar para a decisão clínica a respeito dos regimes apropriados de tratamento.

ROSÁCEA

A rosácea é uma afecção cutânea inflamatória, crônica, de etiologia desconhecida (ver Figura 4.4). Ela ocorre em pessoas cuja pele é propensa à ruborização e, por isso, foi postulado que o defeito subjacente seja de natureza vascular. A rosácea afeta de 1% a 10% em diferentes populações, é predominante na meia-idade e em mulheres. Os tipos raciais com peles mais pálidas, como celtas e norte-europeus, e os com pele delicada, são os mais sujeitos a desenvolver rosácea (Plewig & Kligman, 2000). Ela se caracteriza pelo aparecimento de erupção eritematosa no centro da face. O nariz, a testa, o couro cabeludo e os olhos também podem ser afetados. A vermelhidão facial se torna persistente, freqüentemente com a presença de vasos sanguíneos dilatados (telangiectasia) sobre as bochechas. Episódios agudos de pápulas, pústulas e edema podem ocorrer em reposta a vários desencadeantes. Esses episódios podem persistir por semanas [*British Association of Dermatologists* (BAD) 2005].

No desenvolvimento da rosácea, são reconhecidas três fases distintas:

- Fase 1
    - Eritema facial persistente.
    - Telangiectasias nas maxilas, no nariz e na testa.
    - Pele sensível e irritável.
    - Sensação de ardência e ferroadas, quando da aplicação de cosméticos e cremes terapêuticos.

Tabela 4.3 **Algoritmo do tratamento da acne (Gollnick *et al.*, 2003)**

	Leve		***Moderada***		***Grave***
	Acne comedônica	Acne papulosa/pustulosa	Acne papulosa/pustulosa	Acne nodular (nódulos com > 0,5 a 1 cm)	Acne nodular/conglobada
Primeira opção	Retinóide tópico	Retinóide tópico + antimicrobiano tópico	Antibiótico oral + retinóide tópico +/– peróxido de benzoíla	Antibiótico oral + retinóide tópico +/– peróxido de benzoíla	Isotretinoína (se relapso, usar uma segunda série)
Opção alternativa	Retinóide tópico alternativo OU ácido azelaico OU ácido salicílico	Agente antimicrobiano, agente microbiano tópico alternativo + retinóide tópico alternativo OU ácido azelaico	Agente antimicrobiano tópico alternativo + retinóide tópico alternativo +/– peróxido de benzoíla	Isotretinoína oral OU antibiótico oral alternativo + retinóide tópico alternativo +/– peróxido de benzoíla	Alta dose de antibiótico oral + retinóide tópico + peróxido de benzoíla
Alternativa para o *sexo feminino*	Ver a primeira opção	Ver a primeira opção	Antiandrogênio oral + retinóide/ácido azelaico tópicos +/– peróxido de benzoíla	Antiandrogênio oral + retinóide tópico +/– antibiótico oral +/– antimicrobiano alternativo	Alta dose de antiandrogênio + retinóide tópico +/– antimicrobiano tópico alternativo
Terapia de manutenção	Retinóide tópico		Retinóide tópico +/– peróxido de benzoila		

- Fase 2
  - Desenvolvimento de pápulas, pústulas e linfedema.
  - Folículos da pele afetados e glândulas sebáceas aumentadas.
  - Poros faciais proeminentes.
  - Expansão das erupções para todo o rosto e o couro cabeludo.
- Fase 3
  - Persistência de pele edematosa e inflamada no rosto.
  - Os contornos faciais ficam edemaciados, espessos e irregulares.
  - Hipercrescimento de tecido, especialmente no nariz, queixo, pálpebras, orelhas e testa.
  - Inflamação ocular com irritação, eritema, desconforto e fotossensibilidade.
  - Ceratose ocular, com alteração na visão.

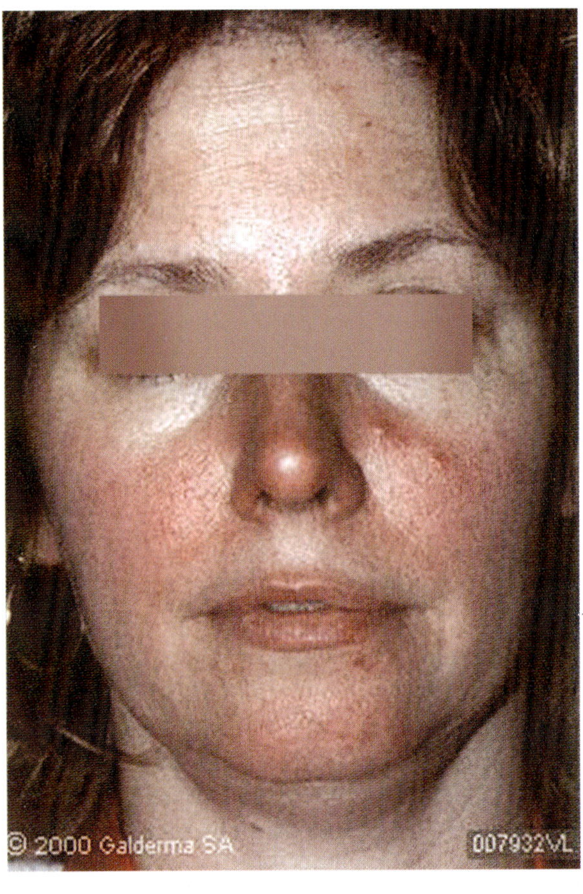

Fig. 4.4 Rosácea.

Desencadeantes de episódios agudos

Supõe-se que algumas substâncias e condições desencadeiem episódios agudos de rosácea:

- Alimentos desencadeantes
  - Café, chá, chocolate, bebidas geladas, álcool, molho de soja, queijos, frutas cítricas, *curry,* vinagre, tomates, carne vermelha, iogurte.
  - Refeições lautas.
  - Aquecimento térmico.
  - Comidas muito condimentadas, alimentos em conserva, alimentos defumados, alimentos fermentados.
- Desencadeantes químicos
  - Cafeína, vasodilatadores, perfumes, loções pós-barba, adstringentes, cosméticos.
- Desencadeantes ambientais
  - Presença do ácaro *Demodex* nos folículos e glândulas sebáceas.
  - Distúrbios gastrointestinais (p. ex., diarréia, colecistite, gastrite).
  - Condições climáticas (p. ex., luz solar, vento).
  - Calor e frio.
- Outros desencadeantes
  - Corticosteróides tópicos.

Avaliação

Como na acne, a avaliação fisiológica e a psicológica são importantes para um tratamento bem-sucedido da rosácea.

Elas compreendem:

- O início, a duração e a distribuição da erupção.
- A história patológica pregressa/episódios anteriores de rosácea.
- História familial.
- Descrição e tipo das lesões.
- A gravidade da afecção/eritema, telangiectasias, edema, mudança de contorno, desconforto.
- Medicação prévia contra a rosácea.
- Medicações concomitantes.
- História ocupacional e social.
- Desencadeantes de inflamação aguda.
- Avaliação psicológica.
  - Constrangimento, ansiedade, depressão.
  - Mudanças no modo de vida.

Cuidados gerais para o paciente

- Evite ou reduza a exposição a desencadeantes conhecidos.
- Proteja a pele da luz solar [aplicação de filtro solar com Fator de Proteção Solar (FPS) 15 ou maior].
- Lavagem e limpeza delicadas do rosto reduzirão a irritação.
- Use sabonetes, limpadores e maquiagens que não sejam irritantes.
- Evite o contato de xampus com a região facial.
- Cosméticos especiais podem disfarçar o eritema intenso.
- Se a rosácea se acentuar ou se afetar os olhos, procure auxílio imediatamente.

Tratamento

A rosácea pode ser tratada com medicações tópicas e sistêmicas (vann Zuuren *et al.,* 2003). É improvável a resolução completa da doença sem tratamento, mas a intervenção precoce pode reduzir efetivamente o quadro, controlando a gravidade do eritema e os episódios agudos subjacentes. Os casos mais graves podem exigir um encaminhamento adicional para tratamentos especializados, por exemplo, uso de *laser* para telangiectasias ou cirurgia plástica para rinofima (nariz bulboso).

Terapias tópicas para rosácea

- Metronidazol em creme ou gel (ver Capítulo 3).
- Ácido azelaico em creme (ver a seção de Acne vulgar).
- Uso diário de filtro solar FPS 15 ou maior.

Na rosácea, o uso de corticosteróides é contra-indicado porque eles causam intensificação do eritema, telangiectasias e formação de pústulas.

As preparações tópicas contra a acne, como retinóides e o peróxido de benzoíla, podem irritar a pele, não sendo aconselháveis para o tratamento da rosácea.

Terapias sistêmicas para rosácea

- Antibióticos do grupo das tetraciclinas por médio prazo (10 a 12 semanas) (ver Capítulo 3).
- Se não houver resposta a tetraciclinas, cogitar derivados da eritromicina.
- Antidepressivos, se houver evidências de depressão.
- Betabloqueadores, se houver eritema facial muito intenso.
- Em casos muito extensos (ver a seção da Acne vulgar), cogitar o uso da isotretinoína sob supervisão de especialista.

ENCAMINHAMENTO A ESPECIALISTAS

Três grupos de pacientes com acne ou com rosácea exigem encaminhamento a especialistas (Chu, 2004):

1. Encaminhamentos apropriados
   (a) Pacientes que não responderam à terapia convencional e que correm risco de ficar com cicatrizes.
   (b) Pacientes que necessitam de medicações ou de tratamentos que devem ser prescritos por especialista (p. ex., *laser*, dermabrasão, *peeling*, isotretinoína sistêmica).
   (c) Pacientes com morbidade psicológica profunda (p. ex., ansiedade, depressão).
   (d) Pacientes com rosácea com envolvimento ocular, devem ser encaminhados a um oftalmologista.
2. Encaminhamentos tardios
   (a) Pacientes que retardaram a procura por auxílio médico nas fases iniciais da doença.
   (b) Pacientes que foram tardiamente encaminhados ao especialista. Se encaminhados até 3 anos desde o início da doença, os pacientes têm boa melhora clínica e psicológica.
3. Encaminhamentos após tratamentos prévios *inadequados*
   (a) Antibióticos orais como única terapia.
   (b) Antibióticos orais por menos do que 3 a 6 meses.
   (c) Antibióticos orais por 12 a 24 meses, sem melhora clínica por pouca aderência.
   (d) Terapias tópicas únicas por longo prazo (> 6 meses) (p. ex., antimicrobianos e antibacterianos).
   (e) Pouca concordância por desinformação e falta de apoio.

REFERÊNCIAS

British Association of Dermatologists (BAD) (2005) *Patient Information Leaflet: Rosacea*. London: BAD. www.bad.org.uk/public/leflets/rosacea.asp

British National Formulary (BNF) (2005). British Medical Association (BMA). Royal Pharmaceutical Society of Great Britain (RPSGB). London: BMA and RPSGB.

Chu T (2004) When to refer to a dermatologist. In: *Acne: A Review of CurrentTreatments and Best Practice* (Ed. Cunliffe W). Round Table Series 80. London: The Royal Society of Medicine Press, 32-5.

Cunliffe W& Gould D] (1979) Prevalence of facial acne vulgaris in late adolescence and in adults. *Br Med J* 1: 1109-10.

Gollnick H, Cunliffe WJ, Berson D *et al.* (2003) Management of acne: a report from a Global Alliance to improve outcomes in acne. *J Am Acad Dermatol* 49: sl-s37.

Layton A (1999) Acne - What's new? *Dermatol Pract*: 16-18.[AQ1]

Layton A (2004) Disease severity and assessment of acne. In: *Acne: A Review of Current Treatments and Best Practice* (Ed. Cunliffe). Round Table Series 80. London: The Royal Society of Medicine Press, pp. 5-9.

Plewig G & Kleemann AM (2000) *Acne and Rosacea*, 3rd edn. New York: Springer-Verlag.

Van Zuuren EJ, Graber MA, Hollis S, Chaudhry M, & Gupta AK (2003) Interventions for rosacea. *The Cochrane Database of Systematic Reviews.* Issue 4. Art. No.: CD003262.DOI: 10.1002/14651858.CD003262.pub2.

CAPÍTULO 5

Psoríase

A psoríase é uma afecção inflamatória da pele, que afeta aproximadamente 3% da população (Koo, 1996). É uma condição determinada geneticamente (Elder *et al.,* 2001) e freqüentemente ocorre em uma ou duas gerações da mesma família (Leder *et al.,* 1998).

A psoríase envolve a derme e a epiderme da pele, e pode aparecer, na forma de placas elevadas, eritemato-descamativas, isto é, manchas vermelhas que descamam na pele, em qualquer parte do corpo (ver Figuras 5.1 a 5.4). Freqüentemente, a psoríase ocorre na idade adulta, podendo persistir por muitos anos, com períodos de recidiva e de remissão. As superfícies extensoras do corpo (p. ex., joelhos e cotovelos), o couro cabeludo e a área interglútea) são locais particularmente propensos à psoríase. As unhas também podem ser envolvidas e isso apresenta-se como depressão da placa da unha (isto é, a presença de pequenas depressões na superfície da unha) ou, em situações mais graves, como onicólise (a unha se descola do seu leito) e até destruição da unha.

Embora a psoríase seja uma condição geneticamente determinada, certos fatores predisponentes, ou "desencadeantes de agravamento", foram identificados. Eles compreendem:

1. Traumatismos (físicos, emocionais e químicos).
2. Hormônios.
3. Medicamentos.
4. Infecções.
5. Luz solar.

Os subtipos clínicos de psoríase são apresentados na Tabela 5.1.

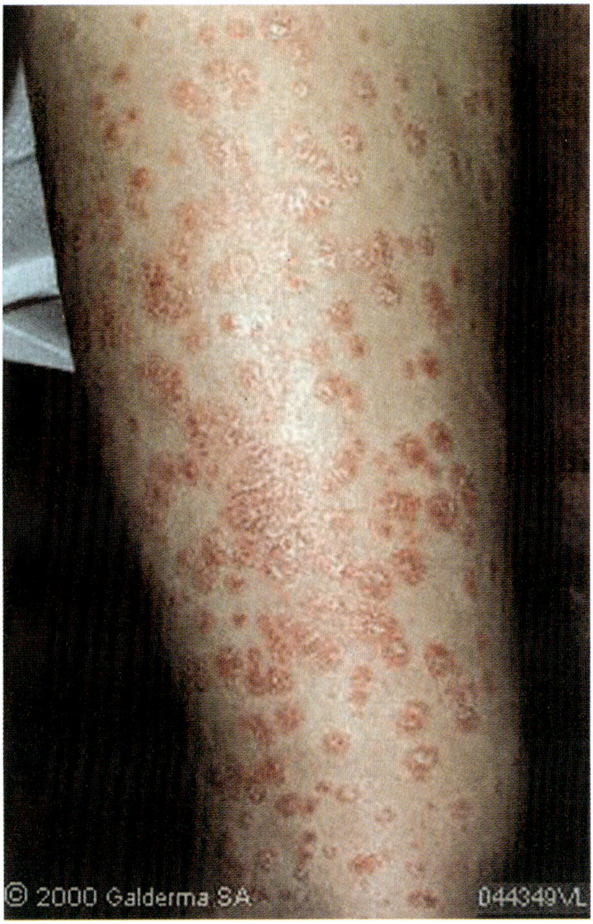

Fig. 5.1 Psoríase em gotas.

ALTERAÇÕES FISIOPATOLÓGICAS NA PELE

As alterações fisiopatológicas que ocorrem em conseqüência da psoríase podem ser agrupadas em: as que afetam a epiderme e as que afetam a derme. As mudanças que afetam a epiderme compreendem:

- Aumento da produção de células com hiperceratose, isto é, sobreposição de escamas cutâneas sobre a epiderme.
- Paraceratose (áreas brancas na lâmina da unha).
- Acantose (espessamento) da epiderme – superprodução de ceratinócitos imaturos (células escamosas), que resultam em escamas brancas aderentes típicas, associadas às placas.

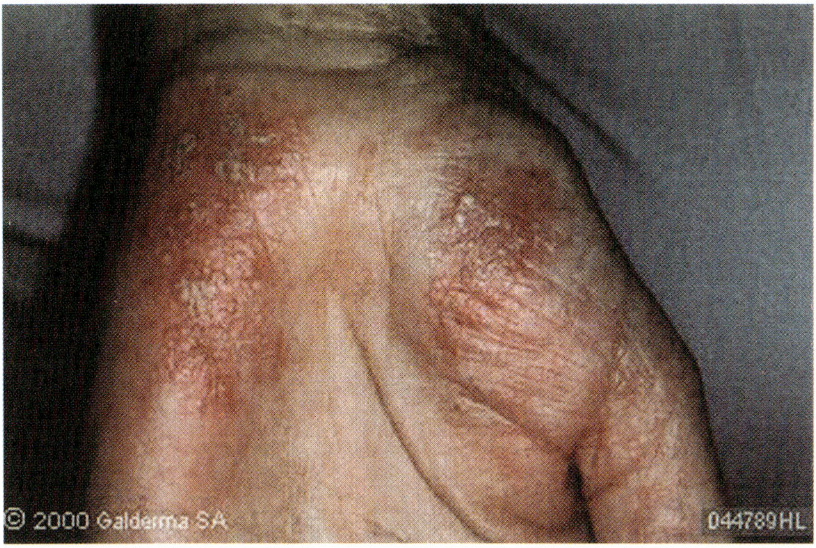

Fig. 5.2 Psoríase (mão).

As mudanças dérmicas compreendem:

- Um aumento da vascularizacão.
- Dilatação dos vasos sanguíneos dérmicos.
- Infiltração por células mononucleares (extravasamento de leucócitos mononucleares da corrente sanguínea ao redor dos anexos cutâneos e na camada superior da derme), resultando nas placas eritematosas características.

Uma outra forma de psoríase (a artropatia psoriática) está associada à artrite inflamatória das juntas distais dos pés e das mãos.

Avaliação

Além de se obter um histórico geral, é preciso avaliar as necessidades dermatológicas e psicológicas do paciente. A psoríase exige tratamento de longo prazo (vários anos), com terapias tópicas (e/ou sistêmicas). O sucesso de qualquer terapia depende da concordância do paciente e isso requer apoio e aconselhamento continuados por parte dos profissionais de saúde. Estes têm um papel importante na avaliação correta das necessidades clínicas, psicológicas e educacionais de cada paciente. As próximas seções traçam uma estratégia clara de avaliação, para auxiliar os prescritores em suas decisões clínicas quanto às terapias mais apropriadas aos pacientes com psoríase.

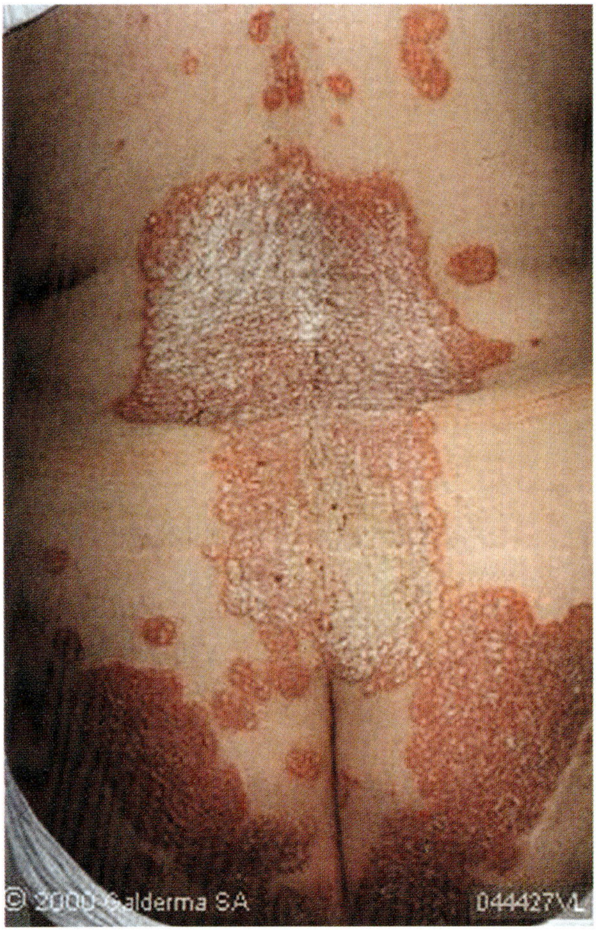

Fig. 5.3 Placa psoriática.

História geral

- *História patológica pregressa:* idade do paciente, idade ao início da psoríase. Passado médico de doenças e operações, dermatoses prévias (especialmente na infância, ou desencadeadas por infecções), histórico de alergias e sensibilidades, medicamentos prescritos, automedicação, uso de ervas medicinais e vitaminas. Potencial para ter filhos, desejo de engravidar, doenças hepáticas, hipertensão, tabagismo e consumo de álcool (Higgins, 2000).
- *História familial:* psoríase, eczema, doenças auto-imunes, alergias, doenças familiais.
- *História social:* ocupação, interesses esportivos e de lazer, situação doméstica, viagens para o exterior, animais de estimação. Potenciais fatores desencadeantes como drogas, ambiente, estresse, traumas físicos, químicos ou

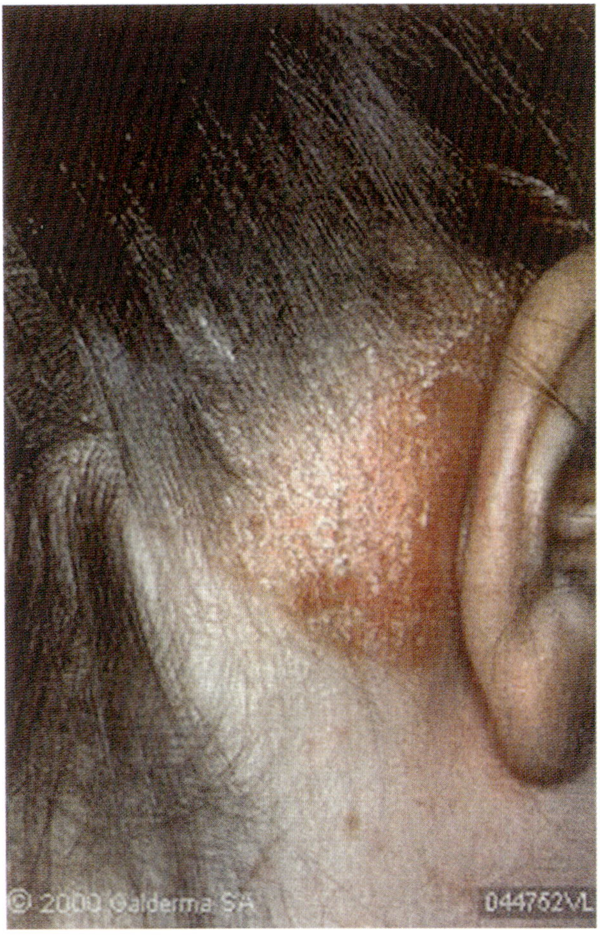

Fig. 5.4 Psoríase.

emocionais. Doenças coincidentes, por exemplo, HIV. Facilidade de acesso ao tratamento (serviços de atendimento comunitários e hospitalares).

Avaliação dermatológica

- História clínica das lesões cutâneas e do desenvolvimento da psoríase:
  - Duração da psoríase: Como e quando as lesões começaram a aparecer?
  - Que tipos de lesões estão presentes (placas, lesões descamativas, lesões eritematosas, lesões pustulosas)?
  - Locais das lesões psoriáticas?
  - Alguma coisa faz a sua psoríase melhorar ou piorar?
  - Sua psoríase é pruriginosa ou dolorosa?
  - Existe algum envolvimento das articulações?

Tabela 5.1 Subtipos clínicos de psoríase

Tipo de psoríase	*Aspecto clínico*
Em placas (pequenas, grandes)	Placas eritematosas elevadas, hiperceratose (espessamento da camada externa da pele) com escamas micáceas (escamas em pó fino) e prurido. Freqüentemente envolve superfícies extensoras, bem como lesões no tronco, no couro cabeludo e nos membros. O rosto geralmente está poupado.
Em gota	Extensas áreas com escamas eritematosas pequenas, com aspecto de gotas. Freqüentemente é desencadeada por infecções estreptocócicas da garganta. Em geral afeta adultos jovens (Rasmussen, 2000).
No couro cabeludo	Restrita ao couro cabeludo. As lesões eritematosas escamosas podem ocupar todo o couro cabeludo, até os limites do cabelo. Intensa descamação e hiperceratose. Associada à descamação amiantácea do couro cabeludo, condição em que o couro cabeludo apresenta áreas cobertas por camada grossa, branco-amarelada, de escamas aderidas à pele e à base dos cabelos.
Ungueal	Depressões puntiformes, onicólise, eritema e escamas nas lâminas ungueais. Destruição das unhas, nos casos graves.
Flexural (inversa)	Lesões eritematosas, não escamosas, das regiões flexoras e de intertrigo (isto é, regiões onde duas superfícies de pele se roçam, por exemplo, sob os seios, na virilha, entre dedos das mãos e pés). Uma infecção fúngica primária nesses locais pode ter um aspecto semelhante. Podem ocorrer infecções fúngicas secundárias nas lesões psoriáticas, sendo necessário tratamento antifúngico.
Pustulosa localizada (palmo-plantar)	Lesões pustulosas, eritematosas, nas palmas das mãos e nas plantas dos pés. Pode envolver as unhas.
Psoríase pustulosa generalizada	Forma disseminada, instável. É considerada como uma emergência dermatológica. Formam-se extensas lesões pustulosas eritematosas, no corpo inteiro.
Psoríase eritrodérmica	Emergência dermatológica importante. Mal-estar geral. Forma instável, freqüentemente esfoliativa (escamação maciça da pele). Mais de 95% da pele é eritematosa. Perda da função cutânea, isto é, o controle da temperatura e dos fluidos corporais. Suscetibilidade a infecções. Requer internação hospitalar urgente.

- Presença de lesões e sua descrição:
  - Placas psoriáticas (80 a 90% dos pacientes): Placas, pequenas ou grandes, de pele eritematosa, coberta por finas escamas prateadas?
  - Psoríase gutata: Pápulas (lesões com elevação < 5 mm) que aparecem como pontos eritematosos lenticulares.
  - Psoríase pustulosa: Pústulas (lesões elevadas contendo líquido branco ou amarelado).
  - Localizadas ou generalizadas?
  - Lesões em anel: A placa psoriática evolui a partir do centro de lesão.
  - Hipo/hiperpigmentação da pele ou das lesões (hiperpigmentação residual pós-inflamatória, manchas na pele devidas ao tratamento, por exemplo, o ditranol).
  - *Pitting* nas unhas?
  - Onicólise das unhas?
  - Psoríase eritrodérmica?
  - Psoríase palmoplantar?
  - Psoríase no couro cabeludo?
  - Psoríase flexural (inversa), lesões freqüentemente lisas e não escamosas?
- Distribuição das lesões:
  - As lesões podem ser localizadas (cotovelos, joelhos, região sacra, couro cabeludo, palmas e plantas, regiões flexurais) ou disseminadas pelo corpo inteiro, inclusive na face, nas orelhas e na genitália.
  - Gravidade e extensão das lesões: envolve a estimativa da área da superfície corporal (BSA) que está afetada e o grau de eritema, a enduração (espessura da placa), o volume de escamas e prurido ou dor (ver o escore no *Índice de Área e de Gravidade da Psoríase* (PASI), como ele é citado em Mason *et al.,* 2004).

Avaliação psicológica

Considerações sobre a qualidade de vida são importantes. Elas incluem a capacidade de executar atividades da vida diária, a empregabilidade e relações interpessoais. Freqüentemente é relatada morbidade psicológica, como ansiedade e depressão, em pacientes com psoríase. Os afetados por psoríase podem desenvolver baixa auto-estima, que pode causar impacto em todos os aspectos das relações pessoais, sociais e profissionais do indivíduo.

- Impacto psicológico
  - *Autoconceito* (do ponto de vista do paciente):
    - Como a sua pele é vista pelos outros?
    - Como o paciente (e os outros) reage(m) a isso?

- *Auto-imagem:*
  - Como o paciente recebe o aspecto de sua pele?
- *Concordância:*
  - Como o paciente recebe(u) os tratamentos anteriores e o atual?
  - Qual é o entendimento do paciente quanto à doença, ao tratamento e ao prognóstico e se existem deficiências de conhecimento? A vontade do paciente de envolver-se nas decisões sobre o tratamento de sua pele, a sua satisfação ou insatisfação com o tratamento e o progresso, até aqui.

Ao empregar um instrumento clínico e/ou psicológico de avaliação, é importante documentar os resultados sucessivos, para avaliar o progresso e a satisfação. Esses instrumentos podem ser úteis para ajudar o paciente a garantir-se de que está havendo progresso e também para auxiliar o profissional de saúde a assegurar-se quanto à conveniência do encaminhamento a um especialista.

Antes de classificar a gravidade da psoríase (isto é, leve, moderada ou grave), é importante incluir as informações sobre as avaliações fisiológica e psicológica. Uma psoríase "leve", localizada, também é passível de encaminhamento para cuidados secundários, quando a qualidade de vida, as atividades e as funções do paciente são afetadas. Entretanto, como regra geral, pacientes com psoríase de leve a moderada fazem tratamento ambulatorial ou doméstico, usando terapias tópicas. As formas de moderadas a graves compreendem os pacientes com BSA maior do que 5% e aqueles que exigem terapias mais agressivas, como os que têm lesões nas palmas, nas plantas, no couro cabeludo e na genitália. Pacientes com artropatia psoriática podem exigir tratamentos sistêmicos mais agressivos, mesmo que a pele esteja apenas leve ou moderadamente envolvida.

O tratamento dos vários tipos de psoríase deve visar à resolução do problema, ou seja, o aumento da reposição das células epidérmicas e/ou a resposta inflamatória dérmica. Isso envolve considerações sobre a distribuição e a gravidade das lesões.

OPÇÕES PARA O TRATAMENTO DA PSORÍASE

Os principais grupos de drogas usadas no tratamento da psoríase são:

1. Emolientes.
2. Ceratolíticos.
3. Alcatrão tópico.

4. Ditranol tópico.
5. Vitamina D e seus análogos.
6. Retinóides.
7. Corticosteróides tópicos.
8. Imunomoduladores sistêmicos.

Emolientes

Os emolientes amenizam, amaciam e hidratam a pele. Na psoríase, esses preparados agem para reduzir o acúmulo de ceratinócitos e de escamas. São particularmente úteis na psoríase inflamatória e nas placas psoriáticas palmo-plantares. Os efeitos dos preparados emolientes têm curta duração, e eles precisam ser aplicados freqüentemente, mesmo depois da melhora inicial. Essas substâncias estão disponíveis em diversas apresentações. Elas variam quanto ao conteúdo de água e de óleo na mistura. As preparações que têm conteúdo de água elevado têm efeito refrescante na pele, sendo, por isso, muito eficientes nos indivíduos que sofrem de prurido. Pessoas com pele extremamente seca podem beneficiar-se de emolientes com maior conteúdo de óleo. Um maior conteúdo oleoso tem efeito de selador da pele, impedindo assim evaporação de água muito intensa.

Modo de ação

Cremes. Os cremes são emulsões de óleo em água. Sua ação acontece em duas etapas (Nathan, 1997). Inicialmente, após a primeira aplicação, a mistura perde água por evaporação e por absorção pela pele. A evaporação da água tem efeitos de refrescar a pele e aliviar prurido. Depois disso, a perda de água da mistura, juntamente com o estresse mecânico da aplicação do preparado, faz com que a emulsão se desfaça. Essa separação libera a fase oleosa. Nesta, o óleo é liberado para a superfície da pele, selando-a e evitando mais evaporação de água pela superfície cutânea.

Os cremes geralmente são bem absorvidos pela pele, menos gordurosos, e mais fáceis de aplicar do que os ungüentos. Por isso, eles tendem a ser mais bem-aceitos cosmeticamente. O creme aquoso é um exemplo de uma preparação cremosa.

Pomadas e ungüentos. São preparações gordurosas, que contêm pouca ou nenhuma água e são insolúveis nela. Eles são mais oclusivos do que os cremes. São particularmente eficientes em lesões crônicas, secas. As bases de ungüento mais freqüentemente usadas consistem de parafina mole ou de uma combinação de parafinas: mole, líquida e sólida. O ungüento emulsificador é um exemplo desse tipo de preparação.

Atualmente há uma grande variedade de preparações emolientes. Entretanto, há poucas evidências publicadas sobre a eficácia relativa desses produtos, e sua escolha é, freqüentemente, uma questão de preferência pessoal. Todos os produtos emolientes podem ser comprados "no varejo". Entretanto, alguns deles podem ser bastante caros e, geralmente, são fornecidos sob prescrição.

A administração de emoliente depende do estado da pele. Pode ser necessário que um indivíduo tome um banho diário com determinado emoliente e, além disso, aplique outros emolientes. Noutras circunstâncias, os indivíduos podem precisar somente de aplicações pouco freqüentes de creme, numa área de pele seca. Indivíduos com pele extremamente seca terão benefício se tomarem um banho antes de usar um emoliente. A água do banho hidratará a pele, proporcionando assim uma base muito boa para a aplicação desses preparados. A água deve estar apenas morna (aproximadamente 37°C). Isso é muito importante porque, se estiver mais quente, os vasos sanguíneos dilatar-se-ão, e qualquer prurido pode piorar. Os ungüentos emulsificadores também podem ser usados no banho, como aditivos. Cerca de 30 g da mistura devem ser misturados com água aquecida e derramados no banho. Após o banho, a pele deve ser secada suavemente, por meio de batidinhas, evitando esfregá-las. Se for preciso aplicar um emoliente na pele, isso deve ser feito antes de secá-la, e imediatamente após o banho. Os emolientes podem ser aplicados com a freqüência necessária, a qualquer hora do dia.

Contra-indicações

Geralmente o uso de emolientes é muito seguro, a única contra-indicação é a sensibilidade aos constituintes da preparação.

Emolientes potencializados

Os emolientes potencializados contêm substâncias que promovem ou aceleram especificamente o efeito terapêutico. Os constituintes mais comuns dos emolientes potencializados são o ácido acetilsalicílico (ceratolítico), que age como descamante. Os fatores umidificadores naturais (NMFs), como a Uréia e o Ácido láctico, também são usados habitualmente para potencializar o efeito, ou como simples emolientes. Esses NMFs auxiliam a penetração na pele seca e têm efeito antimicrobiano e antiinflamatório. Os emolientes potencializados são especialmente úteis em peles muito secas e com hiperceratinização (Callen *et al.*, 2003).

Alcatrão tópico

Modo de ação

O alcatrão de carvão é antiinflamatório e reduz as escamas na psoríase. Em estado bruto ele tem mau cheiro, mancha e é difícil de aplicar. Por isso, a aderência ao tratamento é difícil. Existem preparações com alcatrão refinado, que são cosmeticamente mais aceitáveis. As preparações de alcatrão compreendem xampus, emolientes de banho, solução para o couro cabeludo, cremes, loções e ungüentos.

Precaução

Evitar contato com olhos, mucosas, áreas retal e genital e com a pele inflamada ou cortada (BNF, 2005).

Contra-indicações

Não usar em ferimentos, em psoríase aguda ou pustulosa, ou quando houver infecção (BNF, 2005).

Efeitos colaterais

Irritações de pele e erupções acneiformes, fotossensibilidade. Manchas na pele, cabelo e roupas (BNF, 2005).

Ditranol tópico

Modo de ação

O Ditranol é mais potente do que o alcatrão de carvão e exige manipulação especializada. Ele é muito efetivo na psoríase crônica com placas. Geralmente ele é usado no tratamento secundário, como uma terapia intensiva, em uma aplicação durante 24 horas (como pasta de Lassar) ou como terapia de contato curto (aplicação de até 30 minutos). Ele também pode ser usado em conjunto com a fototerapia com radiação ultravioleta conforme o método de Ingram Modificado (Storbeck *et al.*, 1993; Ingram, 1953). A ação do Ditranol diminui a proliferação celular. Existem preparações patenteadas, de contato curto, para uso doméstico, mas são necessárias assistência e educação cuidadosas.

Precauções

O Ditranol pode causar intensa irritação cutânea. Ele só deve ser aplicado na área afetada, e a pele circundante deve ser protegida. O produto deve ser aplicado com luvas, e deve ser evitado qualquer contato (especialmente com os olhos).

Contra-indicações

Hipersensibilidade, psoríase aguda e pustulosa (BNF, 2005).

Efeitos colaterais

Sensação de queimadura local e irritação. Na aplicação, a pele fica manchada de púrpura/marrom. Móveis e roupas também podem manchar. Isso torna o tratamento doméstico difícil, embora as manchas na pele desapareçam em 2 a 3 semanas.

Vitamina D3 e seus derivados

Modo de ação

O calcipotriol, o calcitriol e o tacalcitol são análogos da vitamina D3. O calcitriol é a forma ativa, de ocorrência natural, da vitamina D3. Todos os derivados da vitamina D3 inibem a proliferação celular e estimulam a diferenciação dos ceratinócitos, normalizando assim a reposição celular, que está descaracterizada na psoríase. Os derivados de vitamina D3 são indicados para a psoríase em placa, de moderada a grave, e são limpos, sem odor e de fácil aplicação.

Precauções

Usar com cautela na psoríase pustulosa e na psoríase eritrodérmica (BNF, 2005).

Contra-indicações

Evitar o uso em indivíduos com distúrbios do metabolismo de cálcio (BNF, 2005).

Efeitos colaterais

Reações cutâneas locais, fotossensibilidade. O calcitriol é pouco irritante e pode ser usado no couro cabeludo e nas áreas flexoras. A terapia rotativa (ver a seguir) é uma estratégia útil, visto que, após algumas semanas, pode ocorrer taquifilaxia. Isso envolve a alternância da vitamina D com outros tratamentos após algumas semanas, para assegurar o máximo de benefícios e eficácia.

Retinóides

Os retinóides tópicos são úteis no tratamento da psoríase em placas, de leve a moderada, embora freqüentemente sejam referidas irritações da pele. É preciso tomar cuidado ao aplicá-los sobre as placas psoriáticas, a fim de reduzir a irritação da pele circundante. Os retinóides tóxicos não são recomendáveis para psoríase inflamatória. A Acitretina é um metabólito do Etretinato, derivado da vitamina A, e é útil em combinação com a fototerapia com radiação ultravioleta (REPVVA). Esse retinóide sistêmico só está disponível como tratamento especializado, porque precisa de monitorização cuidadosa (ver a descrição do modo de ação, das precauções, das contra-indicações e dos efeitos colaterais dos retinóides, no Capítulo 4).

Corticosteróides tópicos

Geralmente os agentes antiinflamatórios não são adequados como tratamento único das placas psoriáticas porque a taquifilaxia (redução da eficácia do tratamento tópico, pela continuidade do uso) e o rebote são freqüentes. O uso abusivo de corticosteróides tópicos também pode tornar a psoríase instável e precipitar a psoríase pustulosa generalizada e a psoríase eritrodérmica. Os corticosteróides tópicos tratam as lesões inflamatórias através de efeito imunológico e de vasoconstrição. Esteróides de potência leve a moderada podem ser úteis na psoríase estável, leve a moderada, se usados em prazos curtos. Esteróides tópicos de baixa potência também são úteis para tratar regiões específicas, como face e áreas flexoras. Os esteróides potentes são contra-indicados especificamente para psoríase em placas disseminadas, embora possam ser usados em locais específicos como palmas, plantas dos pés e couro cabeludo, sob supervisão de um especialista (BNF, 2005).

Os hormônios corticosteróides são formados no córtex adrenal. Eles têm dois efeitos: mineralocorticóide e glicocorticóide. O efeito glicocorticóide compreende a manutenção dos níveis normais de açúcar no sangue e a recuperação do corpo em situações de lesões ou de estresse. O efeito mineralocorticóide compreende o controle do equilíbrio do conteúdo corporal de água e de sais minerais. Grandes quantidades de corticosteróides no corpo suprimem a atividade do sistema imune e causam um efeito antiinflamatório. Esse é o principal motivo de seu uso terapêutico.

Modo de ação

Os corticosteróides atuam por inibição de enzimas, suprimindo a formação dos mediadores inflamatórios das prostaglandinas e dos leucotrienos. Eles também diminuem a liberação de histamina pelos basófilos. Por isso, o seu efeito é de supressão da inflamação e das respostas alérgicas/imunes (Hopkins, 1999).

Efeitos colaterais

Os efeitos colaterais são mais freqüentes se o indivíduo estiver sendo medicado com um corticosteróide potente ou em dose elevada, ou se o tratamento for sistêmico e de longa duração. Esses efeitos colaterais compreendem:

- Hipoglicemia e diabetes.
- Catabolismo protéico que leva à perda de massa óssea, à atrofia muscular e a uma pele apergaminhada.
- Lipólise que pode levar a uma alteração da distribuição da gordura subcutânea, resultando numa "face em lua cheia" e numa "corcova de búfalo".
- Aumento da suscetibilidade a infecções.
- Má cicatrização de feridas.
- Edemas.
- Hiponatremia.
- Hipocaliemia.
- Hirsutismo.
- Reações alérgicas.
- Aumento da acidez gástrica, levando à exacerbação de úlceras pépticas (Galbraith *et al.,* 1999).

Os corticosteróides tópicos variam de acordo com sua potência (Henry, 2001). A seguir são indicadas as potências das preparações:

Potência leve	*Potência moderada*	*Potente*	*Muito potente*
Hidrocortisona	Alclometasona	Beclometasona	Halcinonida
	Clobetasona	Betametasona	Clobetasol
	Fluocinonida	Difluocortolona	
	Fluocortolona	Desoximetasona	
	Flurandrenolona	Fluocinonida	
	Halcinonida	Fluticasona	
		Mometasona	
		Triancinolona	

Fonte: Henry (2001).

Os corticóides tópicos de potência leve e moderada raramente estão associados a efeitos colaterais. Entretanto, deve-se tomar cuidado se os produtos forem aplicados numa área extensa, se for aplicado um penso oclusivo sobre a área, ou se a pele estiver lesada, casos em que a absorção sistêmica aumentará. Se forem usados corticosteróides potentes, em altas concentrações, por longos períodos de tempo, ocorrerão mudanças permanentes na pele. Os efeitos colaterais mais freqüentes são o afinamento da pele e vasos sanguíneos proeminentes. Por isso, só corticosteróides fracos devem ser prescritos para aplicação no rosto. A interrupção abrupta de um tratamento pode levar à ocorrência de eritroderma (vermelhidão da pele) de rebote (Henry, 2001).

Imunomoduladores sistêmicos

Para tratar e controlar uma psoríase grave e complicada, que não respondeu a terapias tópicas, usam-se drogas sistêmicas que atuam no sistema imune (isto é, a ciclosporina, a hidroxiuréia e o metotrexato). Discrasias sanguíneas e toxicidade renal e hepática são efeitos colaterais conhecidos e, por isso, aconselhamento e monitorização cuidadosos são necessários.

TERAPIA TÓPICA ROTATIVA

O uso seqüencial (uso rotativo) de terapias tópicas é uma providência importante para reduzir o risco de taquifilaxia (Callen *et al.*, 2003). Grupos de drogas semelhantes e grupos de drogas diferentes têm sido empregados na terapia rotativa, com bons efeitos.

NOVOS AGENTES BIOLÓGICOS

Recentemente foram licenciados novos agentes biológicos contra a psoríase, por exemplo, o *etanercepte* e o *efalizumabe*, agora licenciados no Reino Unido. Esses agentes exigem injeção subcutânea ou intravenosa e são úteis no tratamento da psoríase grave, recalcitrante.

ENCAMINHAMENTO A ESPECIALISTAS

A maioria dos pacientes com psoríase de leve a moderada, tratados na comunidade em que vivem, adapta-se bem. O tratamento em casa, com apoio e encorajamento dos profissionais de saúde, sempre é o principal objetivo dos pacientes para manter e controlar a estabilidade da doença. Alguns pacientes terão de ser encaminhados a especialistas. Estes pacientes são:

a. Pacientes cuja psoríase subitamente se torna relapsa e instável.
b. Pacientes que desenvolvem psoríase pustular generalizada.
c. Pacientes que desenvolvem psoríase eritrodérmica.
d. Pacientes que não responderam à terapia convencional.

e. Pacientes que precisam de medicações prescritas por dermatologistas consultores, por exemplo, metotrexato, ciclosporina, retinóides e ultravioleta A (UVA).
f. Pacientes que só procuraram atendimento médico numa fase bem avançada da doença.
g. Pacientes que foram encaminhados tardiamente pelo clínico geral (CG). Pacientes encaminhados com até 3 anos do aparecimento da doença costumam melhorar clínica e psicologicamente.

REFERÊNCIAS

BNF 46 (2005) London: British Medical Association and the Royal Pharmaceutical Society of Great Britain.

Callen JP, Krueger GG, Lebwohl M *et al.* (2003) AAD consensus statement on psoriasis therapies. *J Am Acad Dermatol* 49:897-9.

Elder JT, Nair RP, Henseler T *et al.* (2001) The genetics of psoriasis 2001: the odyssey continues. *Arch Dermatol* 137: 1447-54.

Galbraith A, Bullock S, Manias E, Hunt B & Richards A (1999). *Fundamentals of Pharmacology.* London: Addison Wesley Longman Ltd.

Henry JA (2001) *The British Medical Association Concise Guide to Medicines and Drugs.* London: Dorling Kindersley.

Higgins E (2000) Alcohol, smoking and psoriasis. *Clin Exp Dermatol* 25: 107-10.

Hopkins SJ (1999) *Drugs and Pharmacology for Nurses.* Edinburgh: Churchill Livingstone.

Ingram JT (1953) The approach to psoriasis. *BMJ* ii: 591-4.

Koo J (1996) Population based epidermologic study of psoriasis with emphasis on quality of life assessment. *Dermatol Clin* 14:485-96.

Leder RO, Mansbridge JN, Hallmayer J & Hodge SE (1998) Familial psoriasis and HLA-B: unambiguous support for linkage in 97 published families. *Hum Hered* 48:198-211.

Mason AR, Cork M), Dooley G, Edwards G & Mason JM (2004) Topical Treatment for chronic plaque psoriasis (protocol). *The Cochrane Database of Systemic Reviews* Issue/ Art.No:CD005028 DOL 10.1002/ 14651858.CD005028.

Nathan A (1997) Products for skin problems. *Pharmaceut J* 259 (6964): 606-10.

Rasmussen JE (2000) The relationship between infection with group A beta haemolytic streptococci and the development of psoriasis. *Pediatr Infect Dis* 19: 151-4.

Storbeck K, Holzle E, Schurer N *et al.* (1993) Narrow band UVB (311 nm) versus conventional broadband UVB with and without dithranol in phototherapy for psoriasis. *J Am Acid Dermatol* 28 (2): 227-31.

CAPÍTULO 6

Eczema

O eczema ou dermatite é a mais comum das afecções inflamatórias cutâneas observadas no tratamento primário, correspondendo a aproximadamente 30 a 40% das consultas dermatológicas (Williams, 1997; Horn, 1986; Steele 1984). O eczema afeta a epiderme e a derme e tem numerosas apresentações clínicas (ver as Tabelas 6.1 e 6.2). As formas mais comuns de eczemas são o eczema atópico, a dermatite das mãos, a dermatite de contato, o eczema asteatótico e o eczema gravitacional. Os princípios de tratamento são os mesmos para todas as condições eczematosas, e serão discutidos neste capítulo.

HISTOPATOLOGIA DO ECZEMA

A histopatologia da pele eczematosa demonstra espongiose (edema epidérmico intercelular), formação de vesículas (acúmulo de líquidos), infiltração por linfócitos, acantose (espessamento), paraceratose (presença de ceratinócitos superficiais nucleados) e hiperceratose (espessamento da camada córnea). As modificações dérmicas incluem vasodilatação e extravasamento de hemácias para os tecidos circundantes. Isso corresponde ao processo inflamatório do eczema (Bridgett *et al.*, 1996) (ver Figuras 6.1 a 6.3).

Essas mudanças histopatológicas na pele diferem de acordo com a variação das fases da doença:

1. **Fase aguda:** nesta fase, as mudanças compreendem vasodilatação, extravasamento (passagem de células do sangue para os tecidos adjacentes), espongiose, infiltração linfocítica e formação de vesículas durante um período de horas a dias.
2. **Fase subaguda:** nesta fase, as mudanças compreendem uma diminuição da vasodilatação, extravasamento, infiltração linfocítica, espongiose,

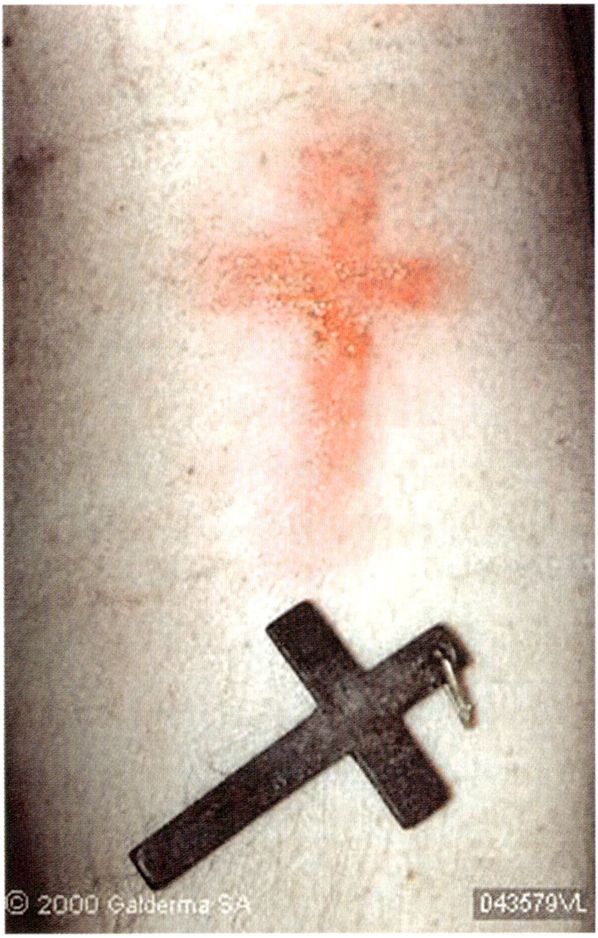

Fig. 6.1 Eczema de contato.

formação de vesículas e aumento da acantose e da paraceratose (durante um período de dias a semanas).

3. **Fase crônica:** nesta fase, as mudanças compreendem acantose, paraceratose, hiperceratose, vasodilatação dérmica e extravasamento, durante um período de semanas a meses.
4. **Fase de recuperação e de remissão:** durante esta fase, se não houver complicações secundárias, como infecções ou traumatismos, as modificações histopatológicas voltam ao normal. Essa fase dura semanas a meses.
5. **Recidiva:** durante a recidiva voltam a ocorrer episódios agudos, devidos a desencadeantes endógenos ou exógenos.

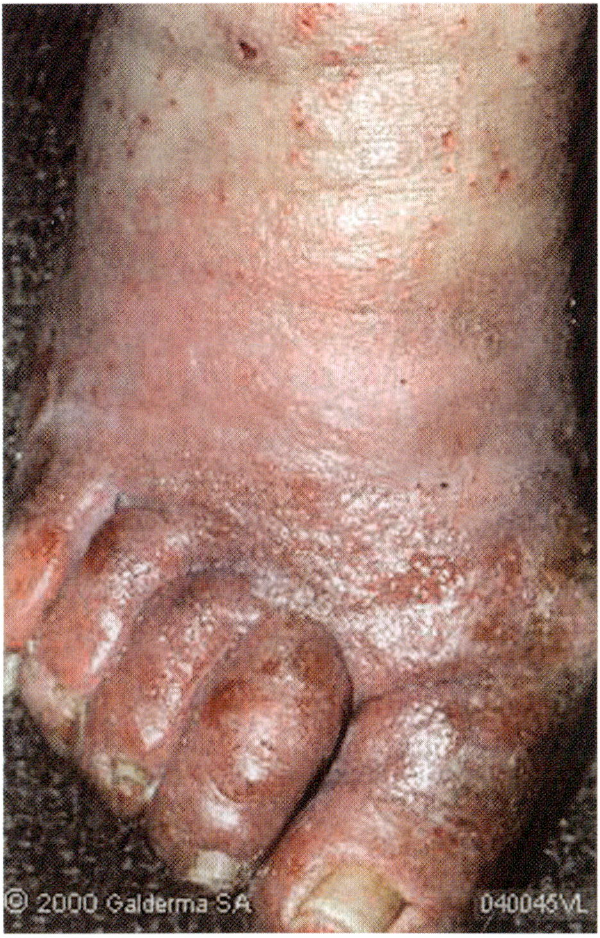

Fig. 6.2 Eczema infectado.

CARACTERÍSTICAS CLÍNICAS

As características clínicas do eczema se relacionam especificamente às modificações histopatológicas na pele (Tabela 6.1).

CLASSIFICAÇÃO DO ECZEMA

Tradicionalmente o eczema é dividido em duas categorias: endógeno (de natureza interna) e exógeno (desencadeado por fatores externos) (Tabela 6.2).

Tabela 6.1 **Mudanças histopatológicas em eczemas e características clínicas associadas**		
Fase	***Mudanças histológicas***	***Características clínicas***
Aguda (eczema úmido, exsudatório)	Espongiose epidérmica predominante, formação de vesículas, vasodilatação dérmica, extravasamento de células sanguíneas, infiltração linfocítica na epiderme	Pele vermelha, inflamada Edema superficial Formação de vesículas Ruptura de vesículas Presença de exsudato Prurido/dor Irritabilidade/insônia Perda de função Perda da integridade da pele
Subaguda (eczema úmido/seco)	Diminuição da espongiose, infiltração linfocítica, formação de vesículas, aumento de acantose, paraceratose	Inflamação vermelha/rosada Vesículas/erosões Exsudação secando em crostas Formação de escamas Esfoliação Prurido Irritabilidade/insônia Perda da integridade da pele
Crônica (eczema seco com prurido)	Predomínio da acantose epidérmica, paraceratose, hiperceratose, vasodilatação dérmica e extravasamento	Pele rosada inflamada Pele seca, escamosa, hiperceratose Liquenificação Prurido

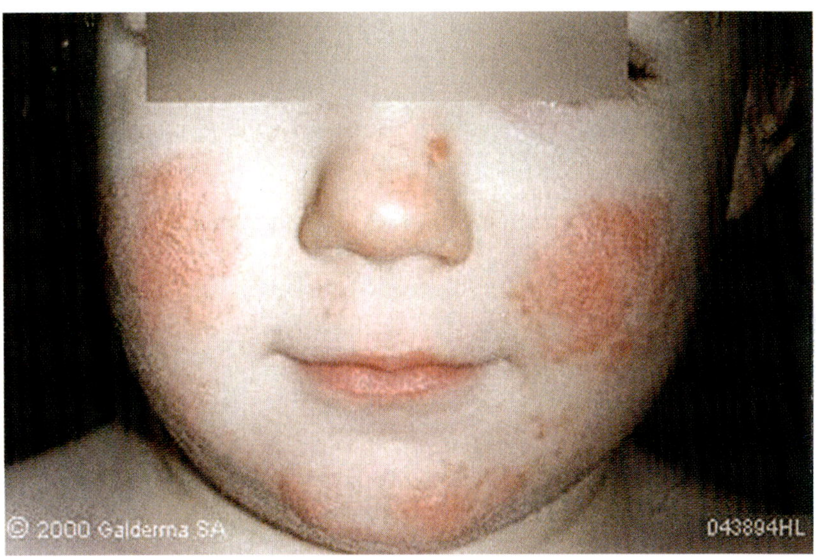

Fig. 6.3 Eczema atópico.

Tabela 6.2 Classificação do eczema

Eczemas exógenos	*Eczemas endógenos*
• Eczema de contato (alérgico e fotoalérgico) • Eczema irritativo • Erupção polimorfa à luz EPL • Eczema infeccioso	• Eczema atópico • Eczema seborréico • Eczema asteatótico • Eczema discóide • Dermatite escamosa superficial crônica • Dermatite plantar juvenil • Eczema gravitacional (varicoso) • Dermatite das mãos • Erupções por drogas • Pitiríase • Doença sistêmica associada a eczema

PRINCÍPIOS DO TRATAMENTO

Todas as intervenções médicas e de enfermagem, sobre o eczema, são subordinadas aos seguintes princípios:

- A compreensão de que o longo prazo de recidiva da doença é natural, e a despeito dos tratamentos disponíveis, por parte dos pacientes e dos profissionais.
- A disponibilidade de apoio psicossocial pelos profissionais de saúde e por grupos de apoio mantidos por pacientes (p. ex., a *National Eczema Society*).
- A redução da exposição aos fatores "desencadeantes" (p. ex., calor, umidade, alimentos, irritantes, como a água, sabões, detergentes, lã, óleos minerais, alérgenos aerotransportados, tais como ácaros do pó doméstico, gramíneas e polens, e fatores psicológicos como o estresse).
- A aplicação de agentes emolientes e antiinflamatórios.
- O tratamento das complicações (p. ex., antibióticos contra infecções e anti-histamínicos ou antipruriginosos contra prurido).

AVALIAÇÃO

O eczema e a psoríase pertencem à categoria das doenças inflamatórias crônicas que exigem avaliação física e psicológica continuadas. Por isso, do mesmo modo que o paciente com psoríase (ver Capítulo 5), também o paciente com eczema precisa de uma avaliação clínica minuciosa e completa.

História geral

- *História patológica pregressa:* idade do paciente. Idade no início do eczema. Passado médico de doenças e operações, dermatoses anteriores (especialmente na infância e as de origem infecciosa), histórico de alergias e sensibilidades, medicações prescritas, automedicação, ervas medicinais e vitaminas. Potencial para gerar filhos, desejo de engravidar, doença hepática, hipertensão, tabagismo e consumo de álcool.
- *História familial:* eczema atópico, psoríase, doenças auto-imunes, alergias, doenças familiais.
- *História social (indispensável para a avaliação dos eczemas exógenos):* eczemas alérgicos de contato, eczema irritativo, erupção polimórfica à luz (EPL), eczemas fotoalérgicos e fitoalérgicos (induzidos por plantas).

  Interesses ocupacionais, esportivos e de lazer, situação doméstica, viagens ao exterior, animais de estimação. Fatores desencadeantes potenciais, como drogas, ambiente, estresse, traumas físicos, químicos e emocionais. Doença coincidentemente relacionada (p. ex., HIV). Facilidade de acesso ao tratamento (serviços de base comunitária e de base hospitalar).

Avaliação dermatológica

- *Histórico clínico de lesões cutâneas e de desenvolvimento de eczema:*
  - Duração do eczema: como e quando começaram a aparecer as lesões eczematosas?
  - Qual a freqüência do aparecimento do eczema?
  - Presença de lesões e sua descrição.
  - Qual o tipo das lesões presentes? (Vesículas, exsudações, lesões descamativas, lesões eritematosas, escoriações, lesões com crostas, lesões pustulosas, liquenificação, lesões nodulares.)
  - Locais das lesões eczematosas?
  - Alguma coisa faz o eczema melhorar ou piorar?
  - A pele coça ou dói? (Evidências de escoriações, unhas polidas em função de coçar e esfregar.)
  - Lesões localizadas ou disseminadas?
- *Distribuição das lesões:*
  - Lesões localizadas ou generalizadas?
  - A dermatite das mãos, os eczemas de contato, o eczema gravitacional, o eczema asteatótico, as dermatoses plantares juvenis, o eczema discóide, geralmente, são localizados. O eczema atópico, erupções por drogas e erupção polimorfa à luz podem ser disseminados.

- Hipo/hiperpigmentação da pele ou das lesões (hiperpigmentação residual pós-inflamatória).
- Ocorrência de mudanças nas unhas?

Avaliação psicológica

Considerações sobre a qualidade de vida são importantes. Elas compreendem a capacidade de realizar tarefas da vida diária, a empregabilidade, as relações interpessoais. Em pacientes com eczema grave, freqüentemente ocorre morbidade psicológica, com sensações de isolamento, ansiedade e depressão. O paciente com eczema pode desenvolver baixa auto-estima, o que pode causar impacto em todos os aspectos das relações pessoais, sociais e profissionais do indivíduo.

- Impacto psicológico:
  Autoconceito (da perspectiva do paciente):
  - Como a pele é vista pelos outros?
  - Como o paciente (e os outros) reagem a isso?

  Auto-imagem:
  - Como o paciente convive com o aspecto de sua pele?

  Concordância:
  - Como o paciente tolerou os tratamentos atuais/anteriores?
  - Qual é o entendimento do paciente quanto à doença, ao tratamento e ao prognóstico e se existem deficiências nesses conhecimentos? As expectativas do paciente estão sendo consideradas nas decisões sobre seus tratamentos de pele, suas satisfações e insatisfações com os tratamentos e o seu progresso.

Ao usarmos instrumentos de avaliação clinica ou psicológica, é importante documentar as sucessivas medições, para avaliar o progresso e a satisfação. Esses instrumentos podem ajudar a convencer o paciente de que está havendo progresso, além de orientar o profissional de saúde quanto à conveniência de um encaminhamento a um especialista.

Antes de classificar a gravidade do eczema (como leve, moderado ou grave), é importante agregar as informações das avaliações fisiológica e psicológica. Mesmo que a qualidade de vida, as atividades e as funções do paciente tenham sido afetadas, um eczema "leve" e localizado pode ter um encaminhamento para tratamento secundário. Entretanto, como regra geral básica, os eczemas leves a moderados recebem tratamento primário, basicamente doméstico, através de terapias tópicas. As formas moderadas a graves da doença compreendem os pacientes que têm mais de 5% da área da superfície corporal afetados, ou os que precisam de terapias mais agressivas, como os que têm lesões nas palmas, nas plantas, no couro cabeludo e na genitália.

PREPARAÇÃO PARA O TRATAMENTO DO ECZEMA

Os principais grupos de drogas usados no tratamento do eczema são:

1. Os emolientes.
2. Os agentes antiinflamatórios.
3. Os agentes antiinfecciosos.

Uso de emolientes

Os emolientes são o sustentáculo do tratamento do eczema e podem ser prescritos como aditivos ao banho, substitutos de sabões e hidratantes. Em qualquer plano de tratamento, as três formulações devem ser prescritas, sendo usadas especificamente para suavizar, aplainar e reidratar a pele, o que potencializa a absorção, pela pele, dos tratamentos ativos. Quando se trata de prescrever para pacientes com eczemas, a preferência do paciente é muito mais importante do que a escolha feita pelo profissional (Bridgett *et al.,* 1996). Os emolientes também têm um suave efeito antiinflamatório e, se usados adequadamente, podem ser um sucedâneo dos esteróides (Holden *et al.,* 2002). Existem muitas formulações disponíveis, desde loções com base aquosa e cremes, até pomadas e ungüentos. O veículo é um fator importante a considerar quando se usam emolientes para afecções eczematosas. Uma regra fundamental é "quanto mais seca a pele, mais gorduroso o emoliente". Por exemplo, para maior efeito terapêutico, um eczema hiperceratótico crônico exige um ungüento. Cremes e formulações de base aquosa têm ação pouco duradoura e, por isso, exigem aplicações freqüentes para ter o mesmo efeito terapêutico (ver o Capítulo 5 "Psoríase", quanto ao modo de ação e às contra-indicações).

Agentes antiinflamatórios contra o eczema

O principal grupo de drogas tópicas prescritas contra eczema (no tratamento primário) é o dos corticosteróides, por sua ação antiinflamatória. Essas preparações não são curativas e devem ser usadas intermitentemente. As drogas imunossupressoras mais recentes, os macrolídeos (ver Capítulo 3), são consideradas como uma segunda linha de tratamento do eczema atópico e, geralmente, já de início, sua prescrição é feita por dermatologista (*National Prescribing Centre,* 2003).

Papel dos corticosteróides no tratamento do eczema

Os corticosteróides estão disponíveis em diversas potências e são indicados especificamente para uso contra o componente inflamatório do eczema. Os efeitos colaterais, locais e sistêmicos estão bem documentados e se relacionam ao uso tópico de esteróides potentes e moderadamente potentes (BNF, 2005). Por isso é importante determinar a titulação da dosagem e a freqüência de aplicação dos esteróides tópicos, para se ter o efeito terapêutico e reduzir os riscos de efeitos colaterais (ver Capítulo 5 quanto ao modo de ação, às contra-indicações e aos efeitos colaterais dos corticóides tópicos).

PAPEL DOS AGENTES ANTIINFECCIOSOS NO TRATAMENTO DO ECZEMA

Devido à natureza do eczema, a infecção secundária torna-se um problema clínico, se não for diagnosticada e tratada prontamente. Pode ocorrer infecção bacteriana, fúngica ou viral generalizada. O organismo causador mais comum é o *Staphylococcus aureus.* As infecções do eczema por vacínia e por *herpes simplex virus* (eczema herpético) são consideradas emergências dermatológicas e exigem encaminhamento urgente ao especialista. No tratamento primário, a prescrição de agentes antiinfecciosos contra infecções bacterianas é um lugar comum (ver Capítulo 3). Entretanto, são preocupantes as evidências de aumento da resistência a antibacterianos em eczemas, e isso pode ocorrer devido às práticas de prescrição. Monk (2004) discute as evidências e fornece um roteiro para a prescrição de agentes antiinfecciosos em eczemas, que visa a diminuir a resistência. Também a *Care Dermatology Society* (2000) disponibiliza diretrizes para o tratamento do eczema atópico. Os pontos-chave compreendem:

- Evitar o uso prolongado de antibióticos tópicos (ácido fusídico, mupirocina).
- Tratar eczemas localizados suspeitos de infecção com outros agentes antiinfecciosos (solução com peróxido de hidrogênio, permanganato de potássio, cremes, loções e limpadores com clorexidina, acetato de alumínio).
- Se forem prescritos antibióticos sistêmicos (floxacilina, eritromicina), interromper os antibióticos tópicos.
- Contra eczemas infectados, utilizar antibióticos sistêmicos (floxacilina, eritromicina) por um período mínimo de 10 a 14 dias.

OUTROS TRATAMENTOS CONTRA O ECZEMA

A Tabela 6.3 ilustra outros tratamentos que podem ser usados contra o eczema, juntamente com os emolientes, os corticosteróides tópicos e os agentes antiinfecciosos.

Tabela 6.3 **Tratamentos do eczema com agentes distintos dos emolientes e antiinflamatórios**

Tratamento	***Comentários***
Anti-histamínicos sistêmicos (ver Capítulo 7)	Pode ajudar a diminuir a coceira. Inicialmente foram tentados produtos não-sedativos. À noite, anti-histamínicos sedativos podem favorecer o sono.
Ácido gama-linoléico	Remédio complementar, não há evidência conclusiva sobre a eficácia do óleo de prímula, tomado à noite, como suplemento oral.
Bandagens oclusivas adesivas	Contêm óxido de zinco ou ictiomol (alcatrão de peixes fósseis). Aplicados por 3 a 7 dias. São úteis nos membros e nas áreas liquenificadas dos eczemas. Têm efeito antiinflamatório, antipruriginoso e emoliente.
Bandagens oclusivas secas "para enfaixar"	Úteis no eczema inflamatório agudo.
Bandagens de retenção tubular, de duas camadas (p. ex., tubifast, comfifast, actifast). Bandagem seca aquecida, aplicada sobre os emolientes que estão sobre a pele. Uma segunda camada de bandagem seca aplicada sobre a camada úmida. Permanece no local por 12 a 24 h	Aplicadas por 12 a 24 h. Aplicadas sobre os emolientes apenas para potencializar o efeito hidratante. Não devem ser aplicadas sobre corticosteróides tópicos, exceto com rigorosa supervisão médica. São antiinflamatórias, antipruriginosas e reduzem o efeito traumático, sobre a pele, do ato de coçar.
Terapia cognitiva comportamental	Técnica útil para pacientes com eczema atópico. Ajuda a quebrar o ciclo de coceira e coçadura através da modificação do comportamento e da mudança de hábito. Complementa as terapias convencionais por meio de abordagem psicológico-comportamental (Bridgett *et al.*, 1996).

ENCAMINHAMENTO A ESPECIALISTAS

A maioria dos pacientes convive bem com suas formas leves a moderadas de eczema, com o tratamento feito em sua própria comunidade. O tratamento domiciliar sempre é o principal objetivo dos pacientes, contando com o apoio e estímulo dos profissionais de saúde para manter e controlar a estabilidade da doença. Alguns pacientes terão de ser encaminhados a especialistas. São eles:

a. Pacientes cujo eczema subitamente entra em piora e não responde mais ao tratamento tópico.
b. Pacientes que desenvolvem uma infecção secundária generalizada, especialmente se houver suspeita de herpes simples (eczema herpético).

c. Pacientes que desenvolvem dermatites esfoliativas eritrodérmicas.
d. Pacientes que não responderam à terapia convencional e que seriam beneficiados por um tratamento comportamental cognitivo.
e. Pacientes que precisam de medicação prescrita em consulta com um dermatologista (p. ex., imunomoduladores, terapia com ultravioleta).
f. Pacientes que demoraram a procurar atendimento médico ao início da doença.
g. Pacientes que foram encaminhados tardiamente pelo clínico geral. Os pacientes com eczema atópico que são encaminhados num prazo de até 3 anos do início da doença melhoram muito clínica e psicologicamente.

REFERÊNCIAS

BNF 49 (2005) London: British Medical Association and Royal Pharmaceutical Society of Great Britain. *British National Formulary* 49 Chapter 13.4; pp. 561.

Bridgett C, Noren P & Staughton R (1996) Atopic Skin Disease: *A Manual for Practitioners*. Petersfield: Wrightson Biomedical Publishing Ltd. Chapter 1; pp. 9-10.

Holden C, English J, Hoare C, Jordan A, Kownacki S, Turnbull R & Staughton RCD (2002)Advised best treatment for the use of emollients in eczema and other dry skin conditions. J Dermatol Treat 13: 103-6.

Horn R (1986) The pattern of skin disease in general practice. *Dermatol Pract Dec* 14-19.

Monk B (2004) Avoiding antibiotic resistance in eczema. Practice Nurs 15(8): 384-7.

National Prescribing Centre (2003) Atopic eczema in primary care. *MeRec Bull* 14(1): 1-4.

Primary Care Dermatology Society (2000) Guidelines for the management of atopic eczema. Summary. www.pcds.org.uk/information%20Resource/Guide_manatopic. asp (accessed 21 Dec 2004).

Steele K (1984) Primary dermatological care in general practice. *J Roy College Gen Pract* 34: 22-4.

Williams HC (1997) The epidemiologically based health need assessment reviews. In: Dermatology: Health Care Needs Assessment Second Series (Eds Stevens A & Raftery J Eds). Oxford: Oxford Radcliff Medical Press, pp. 26-7.

CAPÍTULO 7

Urticária e Angioedema

A urticária é uma afecção cutânea comum, que afeta a derme. Ela se manifesta como máculas (lesões planas) e urtigas (edemas superficiais) na pele, que freqüentemente são eritematosas e coçam (Marks, 1983) (ver Figura 7.1). Trata-se de condição transitória, em que as lesões aparecem e desaparecem em poucas horas (Schocket, 1993). Essa reação pode acontecer diariamente, compreendendo lesões numerosas e inflamações que duram de uns poucos dias até semanas. Os casos crônicos podem durar meses ou anos, embora cerca de metade dos casos de urticária tenha resolução espontânea dentro do prazo de 6 meses (Champion *et al.,* 1969). A idade de início é variável e tanto pode ocorrer na infância quanto durante a vida adulta.

O angioedema também pode estar associado à urticária, mas é reconhecido como uma reação semelhante, porém mais profunda, que afeta a camada subcutânea, a parte profunda da derme e os tecidos submucosos (Grattan, 2000) (ver Figura 7.2). A urticária e o angioedema são classificados de acordo com a duração das lesões e com os fatores desencadeantes (ver Tabelas 7.1 e 7.2). Por isso, é importante a obtenção cuidadosa do histórico e da avaliação clínica.

FISIOPATOLOGIA

O edema e a reação inflamatória da urticária são devidas à permeabilidade aumentada dos capilares e vênulas da pele. A histamina, que é liberada pelos mastócitos da pele, é um importante intermediário no desenvolvimento das urticas, da inflamação (eritema) e do prurido. A histamina liberada atinge os receptores H_1 da pele dando início à resposta inflamatória. Daí decorre o papel dos anti-histamínicos no tratamento da urticária (BNF, 2005). Também podem estar envolvidos outros mediadores das células inflamatórias, que promovem e mantêm a resposta através de urtigas e inflamação (p. ex., a liberação de citocinas pelos leucócitos).

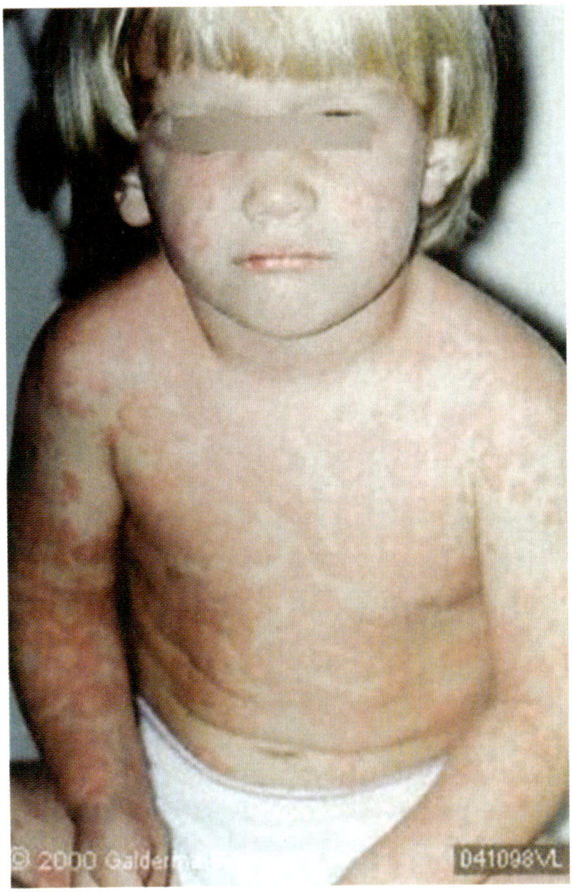

Fig. 7.1 Urticária.

A ativação não-alérgica dos mastócitos (e a liberação de histamina) pode ser desencadeada por neuropeptídeos (substância P), por drogas (aspirina, morfina, codeína) ou por alimentos. A ativação alérgica dos mastócitos dá início à resposta imunológica que envolve a IgE e libera a histamina e outros intermediários, como as prostaglandinas, os leucotrienos, as interleucinas e as citocinas (Black & Champion, 1998).

APRESENTAÇÃO CLÍNICA

No início de uma crise aguda, os sinais e os sintomas consistem em lesões iniciais vermelhas, planas, que evoluem para edemas pruriginosos salientes, em quaisquer áreas da pele, inclusive nas palmas, plantas e couro cabeludo.

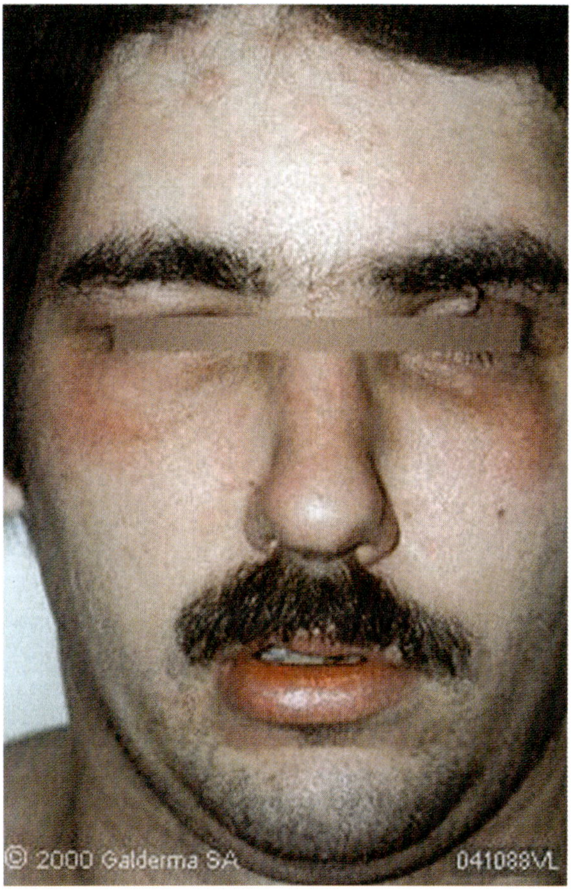

Fig. 7.2 Urticária associada com angioedema.

Essas placas (urtigas) estão caracteristicamente cercadas por eritema (inflamação). As lesões variam em tamanho, forma e número e geralmente resolvem-se em 24 h, deixando a pele com aparência normal. Muitas vezes os pacientes nem percebem desaparecimento de lesões individuais, tão grande era o seu número total. As pacientes freqüentemente relatam que sua urticária piora no período pré-menstrual e à noite. O prurido pode ser intenso, levando a escoriações e até mesmo sangramentos na pele. Nas crianças, as lesões podem se tornar pruriginosas. Em 50% dos casos está presente o angioedema, que se apresenta clinicamente como edema significativo e mesmo deformante nos lábios, pálpebras, cavidade oral, língua, laringe, faringe, face em geral, pescoço, braços, mãos, pés e genitália.

Tabela 7.1 Classificação da urticária e do angioedema

Classificação	**Comentário**
Urticária ordinária (aguda < 6 semanas de duração e crônica > 6 semanas de duração, a urticária episódica tem atividade aguda intermitente)	(A história clínica exclui o complexo imune e as urticárias física e de contato.). Urticária crônica, freqüentemente denominada idiopática ou auto-imune. Autoanticorpos circulantes liberam histamina dos mastócitos. Os desencadeantes podem ser aditivos de alimentos (corantes), salicilatos (aspirina), infecções virais ou bacterianas e, mais raramente, inalantes (tabagismo, caspa de animais, polens), ciclo menstrual e gestação.
Urticárias física e colinérgica	Os desencadeantes são físicos: fricção, golpes na pele, pressão, contato com frio, calor, água; exercício, suor, luz solar.
Urticária de contato	Possivelmente provocada por alérgenos e pela resposta mediada por IgE.
Angioedema	Presente sem urtigas. Afeta tecidos mais profundos. Pode haver deficiência hereditária de inibidor da esterase C_1.
Urticária e imunocomplexos	Incluem-se neste grupo a doença do soro e a urticária vasculite.
Outras síndromes	Nas quais a urticária é componente ou é condição e se assemelha a angioedema e urticária, por exemplo, edema idiopático, síndrome do extravasamento capilar sistêmico, síndrome de Schnitzler, síndrome de Muckle-Wells, febre mediterrânea familial.

ACE = enzima conversora da angiotensina (*Fonte:* Black & Champion, 1998).

Tabela 7.2 Substâncias desencadeantes

Urticária alérgica aguda	**Urticária não-alérgica**
Picadas de abelhas e vespas	Drogas: penicilinas, aspirina, NSAIDs
Drogas: penicilinas, cefalosporinas, insulinas, vacinas	Expansores plasmáticos
Hemoderivados	Anestésicos locais
Peixes	Anestésicos gerais
Frutos do mar (caranguejos, camarões, lagostas)	
Nozes	
Aipo, feijão, batata, cenoura, salsa	
Condimentos	
Frutas: bananas, maçãs, laranjas	

NSAIDs = drogas antiinflamatórias não-esteroidais.

Sinais e sintomas sistêmicos

A urticária e o angioedema podem estar associados a mal-estar geral, artralgia, dor abdominal, cólica gastrointestinal, vertigem, desmaio, vômito e diarréia. Há registros de anafilaxia, com angioedema, hipotensão e síncope, que se constitui em uma manifestação sistêmica grave.

Impacto psicológico

Freqüentemente, os pacientes com urticária aguda ou crônica sofrem de insônia, fadiga e muita vergonha de sua condição. Vários aspectos de sua vida podem ser adversamente afetados, inclusive as relações no trabalho, a capacidade de trabalho, as relações pessoais, a auto-estima e a auto-imagem, resultando em morbidade psicológica (ansiedade e depressão) (Hashiro & Okumura, 1990).

AVALIAÇÃO

História geral

- História patológica pregressa
  - Idade do paciente. Idade no início da urticária. Passado médico de doenças e cirurgias, dermatoses anteriores (especialmente as da infância e as infecciosas), dieta, histórico de alergias e sensibilidades, medicamentos prescritos, automedicação, ervas medicinais e vitaminas. Potencial para ter filhos, desejo de engravidar, doença hepática, hipertensão, tabagismo e consumo de álcool.
- História familial
  - Urticária, angioedema, deficiência hereditária do inibidor da esterase C_1, urticária vasculite, atopia, eczema, doenças auto-imunes, alergias, doenças familiais.
- História social
  - Ocupação, interesses esportivos e de lazer, situação doméstica, situação escolar, viagens ao exterior, animais de estimação. Hábitos de sono. Fatores potencialmente desencadeantes como drogas, ambiente, estresse, exposição a agentes físicos e químicos.

Avaliação dermatológica

- História clínica de lesões cutâneas

  O desenvolvimento de urtigas e de inflamação é importante para a confirmação do diagnóstico. Freqüentemente não há lesões cutâneas visíveis quando o paciente comparece à consulta, tornando-se então importante perguntar-lhe sobre o seguinte:

- *Duração dos episódios de urticária:* Como eles começam? Como e quando começam a aparecer as urtigas/lesões? Quanto duram? Há alguma erupção associada às urtigas? Elas desaparecem para reaparecer num local diferente? Com que freqüência elas aparecem? Quanto tempo leva para se estabelecer a erupção completa? Depois da inflamação, a pele parece normal? Há alguma inchação facial associada? Inchação das mãos/pés? Há dificuldades de respiração? Há dificuldades para engolir?
- *Presença de lesões e sua descrição:* Que tipos de lesões estão presentes, isto é, se máculas eritematosas, pápulas, lesões em placas em anel, lesões serpenteantes, lesões lineares, escoriações, sangramentos, placas purpúricas.
- *Local das lesões eczematosas:* Corpo, face, couro cabeludo, virilhas?
- Alguma coisa faz a urticária melhorar ou piorar?
- Evidências de escoriações, unhas das mãos polidas (de coçar e esfregar).
- Hipo/hiperpigmentação da pele ou das lesões (hiperpigmentação residual pós-inflamatória).
- *Distribuição das lesões:* localizada ou generalizada?
- Lesões transitórias, isto é, lesões que aparecem, desaparecem e reaparecem em um local diferente.

Avaliação psicológica

Considerações sobre a qualidade de vida são importantes. Elas devem incluir a capacidade de realizar as atividades da vida diária, a empregabilidade, as relações interpessoais. Morbidade psicológica, como sentimentos de isolamento, ansiedade e depressão. Os pacientes de urticária podem desenvolver baixa auto-estima, que pode ter impacto em todas as suas relações pessoais, sociais e profissionais.

- Impacto psicológico
  - *Imagem do corpo (da perspectiva do paciente):* Como a pele é vista pelos outros? Como o paciente (e os outros) reage a isso?
  - *Auto-estima:* Como o paciente convive com o aspecto de sua pele?
  - *Concordância:* Como o paciente tem convivido com os tratamentos atuais/anteriores? Qual é o entendimento do paciente em relação à doença, ao tratamento e ao prognóstico e se há deficiências de conhecimento? As expectativas do paciente de envolver-se nas decisões sobre seu tratamento de pele. Satisfações e insatisfações anteriores quanto aos tratamentos ou ao progresso deles.

TRATAMENTO DA URTICÁRIA

O tratamento é direcionado mais para o controle dos sintomas do que para a cura, e compreende medidas gerais, bem como a intervenção médica. Para esse grupo de pacientes, a compreensão sobre os tratamentos da condição e os resultados esperados é essencial. Por isso, a educação, a informação, a explicação e as expectativas ajudam a reduzir a ansiedade geral associada à condição. É importante informar ao paciente que a condição não traz riscos de vida e que, em cerca de 50% dos casos, ela se resolve espontaneamente dentro de 1 ano (Lawlor, 1998).

Medidas gerais

As medidas gerais compreendem *a evitação de desencadeantes conhecidos e a redução da exposição a fatores suspeitos de serem desencadeantes:*

- Evitar o alto risco da automedicação com agentes analgésicos e antiinflamatórios que contenham aspirina, drogas antiinflamatórias não-esteroidais (NSAIDs) ou codeína. Substituir por paracetamol.
- Evitar a prescrição de medicamentos que sabidamente agravam a urticária, por exemplo, os inibidores da enzima conversora da angiotensina (ACE).
- Diminuir o estresse.
- Modificar hábitos, para evitar superaquecimento e excesso de exercícios, que induzem a sudorese.
- Evitar alimentos que têm efeito vasodilatador, por exemplo, álcool e condimentos.
- Só cogite dietas de exclusão se nos alimentos habituais houver possíveis desencadeantes, por exemplo, corantes e conservantes.

Terapia com emolientes

A aplicação de emolientes auxilia na suavização da pele e é fundamental no tratamento dermatológico (ver Capítulo 5). Emolientes com efeitos suavizador, refrescante e antipruriginoso, como a loção ou o creme com calamina e cremes aquosos com 0,5 a 2% de mentol, são úteis contra coceiras. Cremes e loções emolientes com ação antimicrobiana podem promover a cicatrização de escoriações da pele. Banhos mornos e duchas (com jato fraco) são aconselháveis.

Terapia com anti-histamínicos

A terapia sistêmica com anti-histamínicos H_1 é o tratamento de primeira linha para todos os pacientes com urticária. As drogas de eleição são as preparações mais recentes, por exemplo, a acrivastina, a cetirizina, a loratadina, a fexofenadina e a terfenadina, que têm menor penetração na barreira sangue-cérebro (causando um efeito sedativo menor).

Modo de ação

Os anti-histamínicos competem com a histamina (liberada pelos mastócitos) e bloqueiam a ação desta ao nível dos sítios receptores da pele, dos vasos sanguíneos, das fossas nasais e das vias aéreas.

Efeitos colaterais

Com os novos anti-histamínicos, a sonolência, cefaléia, entorpecimento do estado de alerta mental e efeitos antimuscarínicos (p. ex., boca seca, visão turva, retenção urinária, distúrbios gastrointestinais) foram grandemente reduzidos. Outros efeitos colaterais compreendem palpitações e arritmias cardíacas (que estão especialmente associadas à terfenadina).

A terapia de segunda linha e de longo prazo, utilizando esteróides sistêmicos (ver Capítulo 5), não é recomendada para a urticária. Essas preparações podem ser cogitadas em casos específicos, em que a terapia de curto prazo (3 dias a 3 semanas) é necessária contra a urticária vascular ou como uma abordagem inicial para reduzir o edema de laringe e evitar a anafilaxia. Os esteróides tópicos são ineficazes contra a urticária. A epinefrina [injeção intramuscular (IM)/subcutânea (SC)] é indicada como droga de emergência em casos de anafilaxia e de edema grave de laringe/faringe.

Quando encaminhar ao especialista

A urticária pode ser uma condição difícil de controlar e aconselha-se o encaminhamento a um dermatologista quando:

- Os pacientes não respondem ao tratamento inicial e manifestam concordância com este encaminhamento.
- Os pacientes necessitam de testes e investigações específicas, por exemplo, contagens de glóbulos sanguíneos, testes de aptidão física, testes em exercício, testes de resistência ao frio, biopsia de pele.
- Os pacientes são suspeitos de deficiência do inibidor da esterase C_1.

- Pacientes com suspeita de urticária vasculite precisam de biopsia de pele.
- É necessário um diagnóstico diferencial adicional, por exemplo, Erupção Polimórfica Lumínica, penfigóide.
- Na forma grave, quando há uma exacerbação aguda, com angioedema.
- Quando o impacto psicológico da doença motiva a avaliação e intervenção de um especialista.

REFERÊNCIAS

BNF 49 (2005) British Medical association and Royal Pharmaceutical Society of Great Britain. British National Formulary 49 Chapter 13.4.1; pp. 159-63.

Black AK & Champion RH (1998) Urticaria. In: *Textbook of Dermatology* (Eds Champion RH, Burton JL, Burns DA & Breathnach SM) 6th edn. Oxford: Blackwell Scientific. Vol 3, Chapter 47; pp. 2113-39.

Champion RH, Roberts SOB, Carpenter RG & Roger JH (1969) Urticaria and angiooedema: a review of 554 cases. *Br J Dermatol* 81: 558-97.

Grattan CEH & Francis DM. (2000) Autoimmune urticaria. In: *Advances in Dermatology* 15, St Louis Mosby Inc.

Hashiro M & Okumura M (1990) Anxiety, depression, psychomotor symptoms and autonomic nervous function in patients with chronic urticaria. *J Dermatol Science* 123:129-35.

Lawlor F (1998) Diagnosing and treating common urticaria. *Dermatol Pract*. May/June: 18-20.

Marks R (1983) *Practical Problems in Dermatology London Martin Dunitz Ltd*. Chapter 32; pp. 205-10.

Schocket AL (Ed.) (1993) *Clinical Management of Urticaria and Anaphylaxis*. New York: Marcel Dekker.

CAPÍTULO 8

Infecções e Infestações Cutâneas

As infecções cutâneas são constatadas no atendimento primário freqüentemente. Os organismos causadores geralmente são bactérias, vírus ou fungos.

INFECÇÕES BACTERIANAS CUTÂNEAS

As infecções cutâneas mais comuns geralmente são causadas por um organismo patogênico que colonizou a epiderme. Os estafilococos e os estreptococos são os patógenos mais comumente observados, sendo responsáveis por diversas infecções de pele.

Impetigo

O impetigo é uma infecção superficial cutânea, de alta infecciosidade, comumente observada em crianças, que pode se transmitir rapidamente para demais membros da família ou para outras pessoas, por contato com a pele (ver Figura 8.1). Geralmente o organismo causador é o *Staphylococcus aureus* ou um germe estreptococo β-hemolítico. O impetigo se apresenta como placas eritematosas, bem delimitadas, cobertas por crosta amarelada. Os locais mais comuns são o rosto, os membros e as mãos. A forma bolhosa do impetigo (impetigo bolhoso) apresenta-se com lesões de conteúdo líquido. Essas lesões se rompem rapidamente, constituindo erosões que então desenvolvem as crostas amareladas. Ocasionalmente a forma bolhosa pode se tornar grave, com lesões contendo sangue (hemorrágicas). Dermatoses como infestações, eczemas e mesmo lesões de herpes simples podem, eventualmente, tornar-se impetiginadas (*British Association of Dermatologists* (BAD, 2005)).

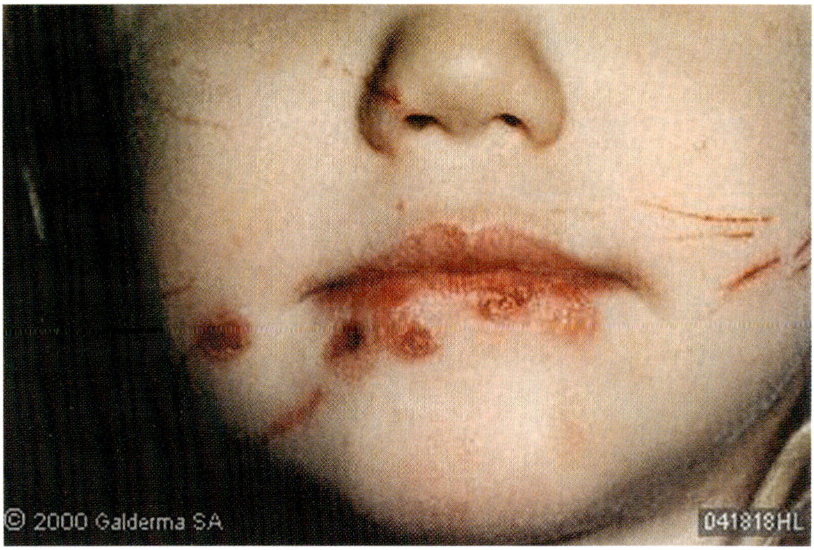

Fig. 8.1 Impetigo.

Avaliação

A avaliação clínica compreende:

- Distribuição e duração.
- História de infecções prévias.
- História de diabetes melito.
- Estado geral do indivíduo.
- História familial.
- Tipo de lesões:
  - Presença de crostas amareladas.
  - Eritema ao redor.
  - Forma bolhosa: vesícula e bolhas contendo líquido (claro, amarelo, hemorrágico).
  - Forma bolhosa: erosões com crostas amareladas.

Tratamento

O tratamento abrange:

- Aconselhamento sobre cuidados gerais com a pele:
  - Evitar compartilhar lenços, esponjas, toalhas etc.
  - Limpeza cuidadosa e remoção das crostas, usando emolientes antimicrobianos suaves (ver Capítulo 5), loções de limpeza ou algum hidratante, e toalhas descartáveis.

- Emprego de antibióticos tópicos apropriados (infecções localizadas)
  - Mupirocina.
  - Ácido fusídico.
- Uso de antibiótico sistêmico, se a forma for grave ou disseminada
  - Floxacilina.
  - Eritromicina.
  - Benzatina penicilina (infecções estreptocócicas).

(Sobre a terapia antibacteriana, ver Capítulo 3).

Foliculite

A foliculite é a infecção superficial dos folículos pilosos causada, geralmente, por uma bactéria estafilocócica. A foliculite se apresenta como lesões eritematosas superficiais múltiplas, com pústula central. Os locais típicos são a pele das coxas, pernas, nádegas e rosto. Pode haver algum desconforto, mas na maioria das vezes a foliculite é assintomática. A aplicação incorreta de emolientes (especialmente das preparações mais gordurosas) pode precipitar a foliculite. Para evitar isso, os emolientes e hidratantes não devem ser vigorosamente esfregados na pele. A aplicação na pele obedecendo a direção do crescimento do pêlo ajuda a evitar a obstrução dos folículos pilosos, que precipita a foliculite.

Furúnculo e carbúnculo

Um furúnculo é uma foliculite aguda mais profunda e pode ser extremamente doloroso. Os furúnculos podem se apresentar como lesões isoladas ou múltiplas, podendo ser localizados ou disseminados. Apresentam-se como lesões eritematosas elevadas, que evoluem para pústulas. Estas, freqüentemente, sc rompem e liberam pus. Os furúnculos podem ter resolução espontânea. Todavia, por causarem dor e por sua consistência endurecida, muitas pessoas procuram atendimento médico para lancetá-los cirurgicamente e para tratamento com antibióticos, o que apressa a recuperação. O termo carbúnculo é empregado quando há coalescência de vários furúnculos, resultando numa lesão em placa eritematosa grande e dolorosa, com diversas pústulas na superfície da pele. O organismo causador é o *S. aureus*, que se desenvolve em regiões úmidas da pele, como as axilas, as virilhas e o couro cabeludo. Esses sítios são locais freqüentes de furúnculos, embora estes possam ocorrer em qualquer ponto da pele (BAD, 2005).

Tratamento

O tratamento abrange:

- Aconselhamento sobre cuidados gerais com a pele:
  - Evitar compartilhar lenços, esponjas, toalhas etc.
  - Higiene local delicada.
  - Limpeza das mãos e corte das unhas.
  - Evitar tocar e espremer as lesões (exceto a drenagem pelo médico).
  - Usar emolientes antimicrobianos suaves, para limpeza e hidratação, e toalhas descartáveis.
  - Lavar as roupas com freqüência e na temperatura recomendada.
  - Evitar a obesidade (os germes habitam as dobras de pele).
- Antibióticos ou anti-sépticos tópicos
  - Anti-sépticos com clorexidina.
  - Anti-sépticos com iodo.
  - Anti-sépticos com triclosan.
  - Aplicação de antibiótico local na porção (3 vezes ao dia, durante 10 dias).
  - Avaliar a existência de familiares contaminados com estes germes (fossas nasais colonizadas).
- Em casos graves, disseminados ou recorrentes, terapia sistêmica com antibióticos (por prazo mínimo de 10 dias) (ver Capítulo 3)
  - Floxacilina.
  - Eritromicina.

Paroníquia crônica

A paroníquia é uma infecção bacteriana localizada da prega ungueal. O organismo causador geralmente é o *S. aureus.* O fungo *Candida albicans* também pode estar implicado (ver Figura 8.2). A lesão se apresenta como área edematosa vermelho-brilhante, ao redor da unha (Gillespie & Bamford, 2000). A inflamação se espalha na prega ungueal e separa a pele desta da lâmina da unha. Observa-se edema localizado, com exsudação de pus à palpação. O termo paroníquia crônica é usado quando a infecção continua por mais de 6 semanas. Coloração castanha, negra ou esverdeada e ondulações podem ser observadas nas unhas. Os indivíduos com os maiores riscos de desenvolver paroníquia crônica são (BAD, 2005):

- Mulheres, especialmente as que retirarem as cutículas freqüentemente em manicures (rompe-se a integridade da pele).
- Pessoas que trabalham na umidade, com detergentes (p. ex., auxiliares de cozinha, atendentes de bar, donas-de-casa).

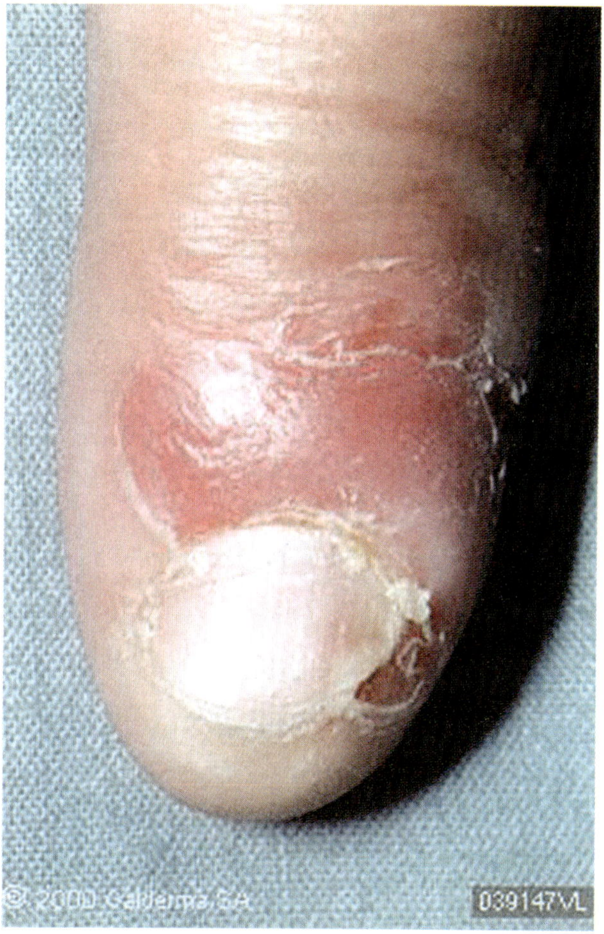

Fig. 8.2 Candidíase ungueal.

- Indivíduos com história de diabetes melito.
- Indivíduos com história de infecções micóticas recorrentes.
- Pessoas com má circulação periférica nas mãos e pés.

Avaliação

A avaliação clínica compreende:

- Duração e distribuição da lesão ou da infecção.
- Início dessa infecção.
- História de infecções prévias (fúngicas e bacterianas).
- História de diabetes melito.
- Estado geral do indivíduo.
- História familial.

- História social/ocupacional.
- Exames microbiológicos e micológicos da pele.

Recomendações gerais

- Reduzir ou evitar o trabalho na umidade, com detergentes.
- Usar luvas protetoras, forradas com algodão.
- Manter as mãos aquecidas e secas.
- Lavar com delicadeza/usar emolientes antimicrobianos para fazer a limpeza.
- Evitar roer as unhas.
- Evitar agressões às cutículas, por manicures.

Tratamento

- Antibióticos tópicos (ver Capítulo 3)
    - Mupirocina.
    - Ácido fusídico.
- Antibióticos sistêmicos (ver Capítulo 3)
    - Floxacilina.
    - Eritromicina.

Eczema infectado

O eczema infectado geralmente é devido a uma infecção secundária por *S. aureus* (ver uma revisão abrangente sobre eczema infectado no Capítulo 6).

- Antifúngicos tópicos
    - Creme com amorolfina.
    - Creme com clotrimazol.
    - Creme com fluconazol.
- Antifúngicos sistêmicos
    - Fluconazol.

Preparações antifúngicas

Modo de ação

Os agentes antifúngicos interferem na permeabilidade celular da célula fúngica, impedindo a replicação celular e levando à morte celular.

Contra-indicações

As contra-indicações do fluconazol e do miconazol são insuficiência hepática e hipersensibilidade prévia à droga. Essas preparações devem ser usadas com cuidado em gestantes. Se ingeridas simultaneamente com determinadas drogas, podem aumentar a atividade destas. Essa drogas compreendem anticoagulantes (varfarina), antidiabéticos (sulfoniluréias) e antiepilépticos (fenitoína). O miconazol antagoniza os efeitos da anfotericina. A única contra-indicação ao uso da nistatina é história prévia de reação alérgica na exposição a essa droga.

Cuidado, o contato do creme – com terbinafina (Lamisil) – com os olhos deve ser evitado. Tomar cuidado com gestantes e lactantes.

Efeitos colaterais

O fluconazol pode causar náuseas, desconforto abdominal, flatulência, diarréia, alterações na função hepática, angioedema e anafilaxia. A amorolfina e o clotrimazol podem causar irritação local ocasional e reações de hipersensibilidade. Essas reações compreendem sensação de queimação, eritema e prurido. Sua ocorrência recomenda a interrupção do tratamento *(British National Formulary* (BNF), 2005).

Os efeitos adversos sistêmicos das preparações tópicas são raros, porque a absorção da droga é muito limitada. Entretanto, pode haver efeito diurético, cólicas abdominais e irritação local. O lamisil pode tornar a pele avermelhada e pruriginosa.

Erisipela e celulite

A erisipela e a celulite são infecções cutâneas mais profundas, geralmente causadas pela infecção por estreptococos piogênicos (Gillespie & Bamford, 2000). Febre generalizada e indisposição sempre precedem o desenvolvimento das lesões cutâneas. Aparecem áreas de pele edemaciadas, eritematosas e dolorosas. A pele afetada é quente ao toque, brilhante na aparência e, freqüentemente, tem uma margem ou borda "em degraus". A erisipela é uma infecção aguda, grave, que freqüentemente afeta a face e pode estar acompanhada por um edema marcante da região periorbital.

A celulite (Figura 8.3) ocorre nas camadas mais profundas da pele, em qualquer região. Os locais mais comuns são os membros inferiores e a face. Geralmente a porta de entrada para o estreptococo é uma ruptura na integridade da pele. Um corte superficial, uma picada de inseto ou um "pé-de-atleta" podem ser pontos de entrada para o organismo (BAD, 2005). A

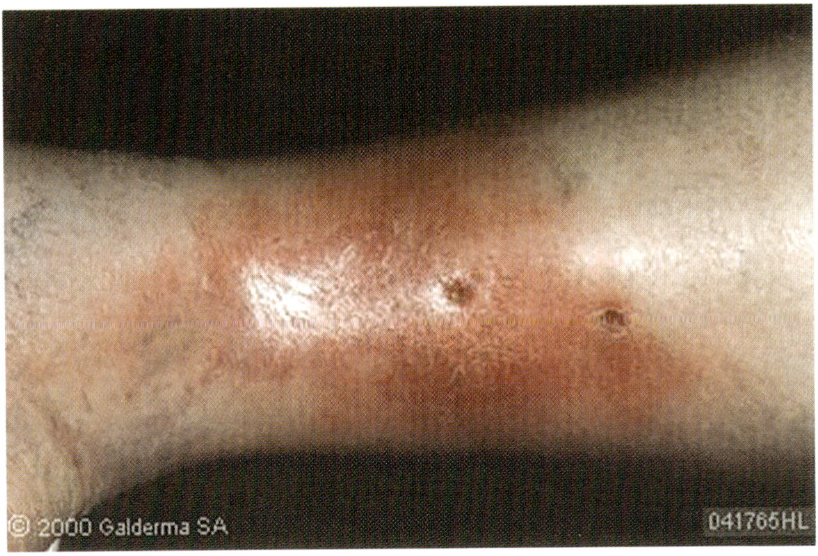

Fig. 8.3 Celulite.

celulite recorrente é a combinação de uma condição crônica de grau leve, com exacerbações agudas. Isso ocorre devido à presença do organismo latente no sistema linfático. Por isso, é importante que qualquer terapia iniciada com o antibiótico apropriado seja completada.

Avaliação

- Detalhes sobre o início, a duração e a distribuição.
- História/evidências sobre febre e indisposição.
- História de diabetes melito.
- História de celulite recorrente.
- Evidências de rupturas na integridade da pele, por exemplo, picadas de insetos, "pé-de-atleta", cortes e abrasões.
- Evidências de eritema, calor e edema.
- Pele brilhante e quente ao tato.
- *SWABs* de pele para microbiologia.

Tratamento

A erisipela e a celulite sempre são tratadas com antibióticos sistêmicos (ver Capítulo 3). A celulite exige o uso de antibióticos sistêmicos por longo prazo (duração mínima de 1 mês). O antibiótico de escolha é a penicilina benzatina (ver Capítulo 3).

Aconselhamento sobre cuidados gerais com a pele

- Evitar compartilhar lenços, esponjas, toalhas etc.
- Limpeza delicada usando emolientes antimicrobianos suaves, que contenham um hidratante.
- Tratar e curar qualquer ruptura na integridade da pele (p. ex., "pés-de-atleta" entre os dedos dos pés).

Quando encaminhar um paciente com suspeita de infecção bacteriana cutânea

É necessário encaminhamento urgente ao especialista se houver:

- Infecção grave e disseminada na pele.
- Infecções de pele localizadas, associadas à hiperpirexia e indisposição.
- Infecções localizadas de pele que não responderam ao tratamento convencional.
- Deterioração súbita da integridade da pele, desenvolvimento de bolhas, ou lesões hemorrágicas.
- Suspeita de sobreposição de infecção viral.

INFECÇÕES VIRAIS CUTÂNEAS

Verrugas

As verrugas vulgares e as verrugas plantares (ver Figura 8.4) são as infecções virais mais freqüentemente observadas na pele. O organismo causador é o papiloma vírus humano, do qual há vários tipos. As verrugas infectam o epitélio ceratinizado estratificado escamoso, ou as mucosas não-ceratinizadas. Elas são contagiosas e podem ocorrer em qualquer local da pele. Os locais mais freqüentes compreendem as mãos, os dedos, as plantas, os joelhos e a face. Os tipos clínicos mais comuns abrangem verrugas vulgar, planar, plantar, verruga em mosaico, anogenital, mirmécia (verruga escavada) e oral (Sterling *et al.*, 2001).

As verrugas apresentam-se como lesões cor da pele ou acinzentadas. Geralmente são pequenas áreas de pele elevadas e ceratósicas. As verrugas planas apresentam-se como pápulas com elevações lisas, geralmente observadas no rosto e nas mãos. Podem ocorrer isoladamente ou em grupos. As verrugas plantares tendem a ser lesões planas, que podem originar áreas calosas nas regiões dos pés que suportam mais peso.

Aconselhamento sobre cuidados gerais com a pele

- Evitar compartilhar lenços, esponjas, toalhas etc.
- Lavar as mãos depois de tocar nas verrugas.

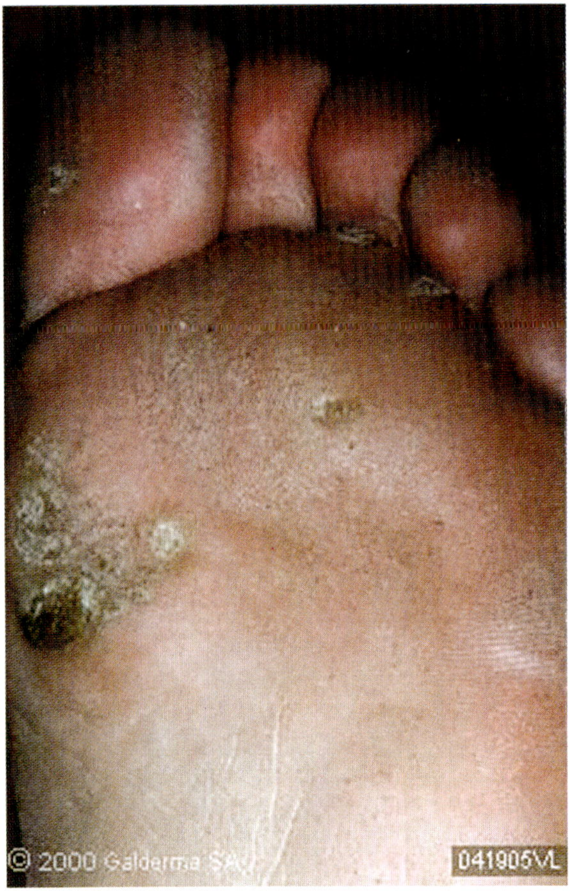

Fig. 8.4 Verrugas plantares em mosaico.

- Se houver evidências de verrugas nos pés, usar meias protetoras.
- Trocar de meias diariamente.
- Se possível, mudar de sapatos diariamente.

Avaliação

- As indicações para tratamento compreendem contagiosidade, dor, perda de função, risco de evolução para malignidade.
- A taxa de sucesso dos tratamentos é de 60% a 70% de eliminação em 3 meses.
- O sucesso é maior se o tratamento for iniciado precocemente.
- Para haver eliminação, é preciso que ocorra uma resposta imune.
- Pacientes imunocomprometidos sofrem maior risco de verrugas múltiplas e recalcitrantes.
- Pessoas com diabetes melito têm maior risco de desenvolver verrugas.

- Geralmente as verrugas plantares são autolimitadas, e a resolução espontânea ocorre dentro de 2 a 3 anos.
- Algumas verrugas têm inserção mais profunda na pele e podem ser persistentes.

Tratamento

- Tinturas e soluções tópicas apresentam resultados limitados e devem ser aplicados diariamente, por até 3 meses no mínimo.
- Produtos contendo ácido salicílico (um ceratolítico) (ver Capítulo 4).
- Retinóides tópicos (creme com tretinoína a 0,05%) (ver Capítulo 4).
- Desgastar as lesões após banhá-las e antes do tratamento, ajuda na absorção das tinturas e soluções tópicas.
- A crioterapia com nitrogênio líquido pode ser realizada em quatro a seis sessões, com intervalos de 3 a 4 semanas, conforme o protocolo local. As lesões devem ser desgastadas antes do congelamento. A crioterapia é um procedimento doloroso e que, se realizado agressivamente, pode resultar em cicatrizes.
- Outros tratamentos
  - Terapia fotodinâmica (ver Capítulo 9).
  - Bleomicina.
  - Formaldeído.
  - Termocauterização.
  - Cauterização química.
  - *Laser.*
  - Imunoestimulação tópica.
  - Ácido salicílico e cimetidina oral (Sterling *et al.*, 2001).

Molusco contagioso

Moluscos contagiosos são pequenas lesões papulosas redondas e peroladas, com discreta umbilicação central. Essas lesões benignas são causadas por um poxvírus e são um achado freqüente em crianças. Os moluscos são autolimitados, com resolução espontânea em 6 a 18 meses. Entretanto, são contagiosos e podem espalhar-se rapidamente entre membros de uma mesma família. Eles podem aparecer como lesões solitárias ou múltiplas em qualquer local da pele e estar associados à reação eczematosa da pele ao redor. O rosto, axilas, área urogenital e tronco são locais comuns. Crianças que têm eczema atópico parecem ser mais propensas ao molusco, e o risco aumenta com o uso regular de corticosteróides tópicos. O molusco pode se tornar impetiginado se houver um concomitante eczema, que seja escoriado e então infecte (BAD, 2005).

Conselhos sobre cuidados gerais com a pele

- Evite compartilhar lenços, esponjas e toalhas.
- Evite banhar crianças afetadas na mesma água de banho.
- A lavagem deve ser delicada, e a limpeza deve ser feita com emolientes antimicrobianos.
- Evite a coçadura das lesões, pois pode ocorrer disseminação para outras áreas do corpo.
- Estimule a higiene das mãos após o uso do toalete.
- Evite esportes de contato e natação.
- As crianças podem freqüentar a escola.

Tratamento

- Não há necessidade de tratamento específico contra o molusco contagioso.
- Em lesões inflamadas ou infectadas, pode ser aplicado um creme antibiótico tópico (+/- esteróide) (ver Capítulo 3).
- Traumatizar as lesões (perfurar, coçar, espremer) destruirá o vírus, mas pode ser doloroso para crianças pequenas. Perfurar e coçar as lesões podem provocar sua disseminação.
- As tinturas contra verrugas podem ser aplicadas nas lesões (exceto na região dos olhos).
- Pode ser aplicado um creme com imunomodulador tópico (mas não em gestantes).
- A crioterapia com nitrogênio líquido pode ser usada para tratar lesões individuais ou grandes, mas ela é dolorosa e estressante para a maioria das crianças pequenas. Para aliviar a dor, pode-se aplicar um creme anestésico no local, antes da crioterapia.
- Em lesões maiores, pode ser feita curetagem. Isso, porém, é doloroso e exige a aplicação de creme anestésico tópico antes do procedimento.

Quando encaminhar

Geralmente as verrugas podem ser tratadas em casa ou em serviços de tratamento primário. Pode ser necessário encaminhar pacientes quando:

- Há evidências de disseminação de verrugas graves ou incapacitantes, que não respondem a terapias tópicas de longo prazo e à crioterapia.
- O paciente é imunocomprometido, com disseminação de verrugas ou moluscos graves ou incapacitantes.
- A constatação de lesões em torno dos olhos manda encaminhar a um oftalmologista.

Vírus do herpes simples e do herpes zoster

Há mais de 80 herpes vírus, oito dos quais afetam os humanos. Desses, os mais comuns são o do herpes simples (HSV-I; HSV-II), o vírus varicela-zoster (VZV), o citomegalovírus (CMV) e o Epstein-Barr vírus (EBV) (Clarke, 2004). As infecções virais mais freqüentemente observadas na população são o herpes simples e herpes zoster.

O vírus do herpes simples (HSV tipo I e II, ver Figura 8.5) geralmente ocorre como uma infecção de pele secundária, recorrente. O vírus pode ficar latente nos gânglios dos nervos sensoriais da medula espinal. Ao ser reativado, o vírus se transfere para a pele através do nervo, produzindo as lesões características. Esta pode surgir em qualquer local da pele, sendo os

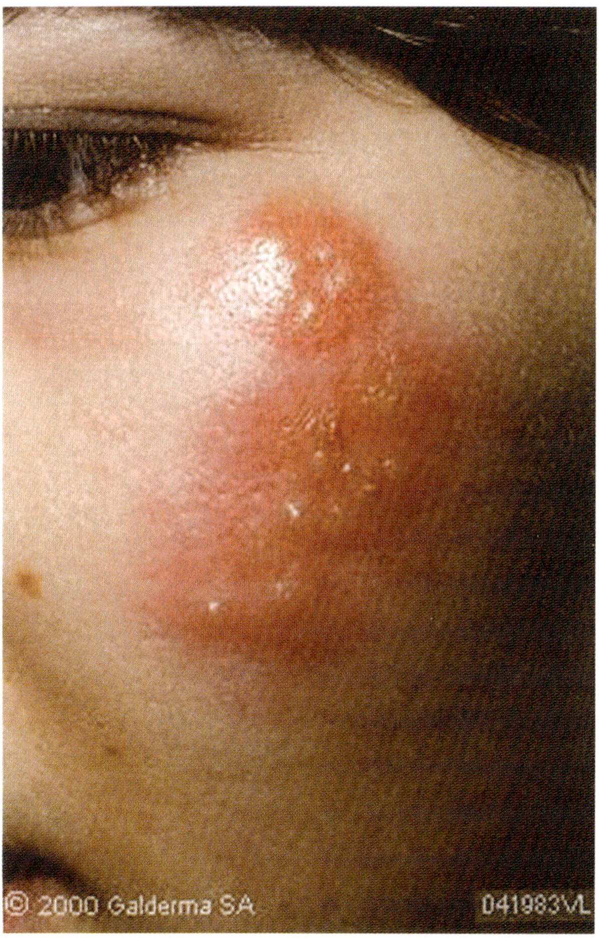

Fig. 8.5 Herpes simples.

sítios mais comuns o rosto, lábios e mucosas (p. ex., fossas nasais, pênis e vulva). O vírus é transmitido pelo toque (pele, boca e contato sexual) e pode ser precipitado pela radiação ultravioleta (luz solar), por mudanças hormonais (pré-menstruais) e febre, por infecção ou indisposição geral (estresse). A infecção pelo HSV é precedida por uma sensação de dor, queimação ou formigamento naquela região da pele. Isso ocorre antes da erupção das vesículas, contendo líquido. O eritema e a dor estão presentes nas primeiras 48 horas da infecção por HSV. Eventualmente as vesículas se rompem com exsudação, que seca e forma crostas. O processo de cura geralmente ocorre em 7 a 10 dias, sem cicatrizes (BAD, 2005).

O HSV tipo II é o principal causador do herpes genital, uma condição dolorosa e angustiante com recidivas em freqüência variável. A infecção por herpes tipo II ocorre mais raramente em outras regiões da pele.

Qualquer pessoa com uma infecção herpética ativa deve evitar o contato com pessoas em risco, como mulheres grávidas, mães de recém-nascidos e crianças/bebês com eczema atópico.

O herpes zoster (ver Figura 8.6) é uma infecção aguda causada pelo VZV. Após uma infecção por varicela (catapora), o vírus fica latente no interior dos gânglios dos nervos sensoriais e ser reativado anos mais tarde. A infecção viral reativada aparece na pele como herpes zoster. Como na infecção por HSV, o início é súbito, precedido por dor ou formigamento na pele afetada. O zoster sempre é unilateral, e os dermátomos da pele afetados são

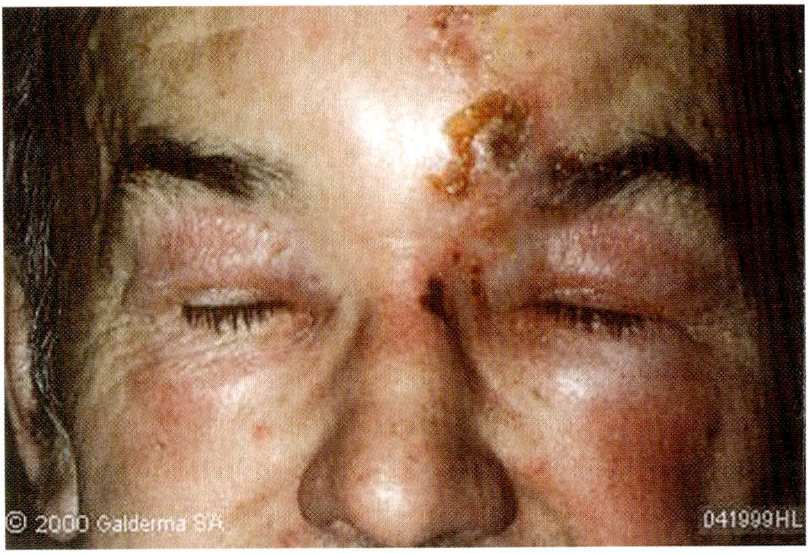

Fig. 8.6 Herpes zoster.

acometidos por lesões vesicobolhosas (p. ex., do nervo trigêmeo). A neuralgia, que é comum após infecção por herpes zoster, pode ser reduzida se o tratamento for iniciado precocemente (BAD, 2005).

Avaliação

A suspeita de HSV ou de HZV precisa ser avaliada da seguinte maneira:

- Início e distribuição das lesões.
- História de formigamento ou dor na região afetada.
- História de febre ou indisposição.
- História de diabetes melito.
- História de infecção prévia por HSV, infecções por varicela ou por herpes zoster/neuralgia pós-herpética.
- Evidências de vesículas, erosões ou crostas.
- História familial/histórico do parceiro.
- Ocupação.
- Gestação.

Aconselhamento geral

- Limpeza geral delicada da área e lavagem, usando emolientes antimicrobianos.
- Compressas frias e aplicação de vaselina anidra no sítio das lesões.
- Quando há lesões, evitar o contato direto com a pele de outras pessoas.
- Iniciar o tratamento nas fases iniciais do desenvolvimento (durante a erupção das vesículas).
- Evitar contato com mulheres grávidas, com mães de recém-nascidos e com bebês.
- Evitar o contato direto com pessoas em geral, especialmente com crianças com eczema atópico.
- Evitar o contato direto da pele com idosos e com enfermos.
- Evitar o contato direto da pele com pessoas imunocomprometidas.
- Evitar desencadeantes que reativam o vírus (p. ex., queimaduras de sol, estresse, fraqueza).
- Manter-se descansado e procurar dormir suficientemente.

Tratamento

- As drogas antivirais sempre são recomendáveis nas infecções por HSV e HZV
  - Aciclovir.
  - Fanciclovir.
  - Valaciclovir.

- Infecções localizadas leves podem ser tratadas com aplicações tópicas
  - Aciclovir.
  - Fanciclovir.
- Infecções moderadas/graves/disseminadas ou recorrentes exigem tratamento antiviral sistêmico
  - Aciclovir.
  - Fanciclovir.
  - Valaciclovir.
- Analgesia
  - Durante uma infecção ativa.
  - A neuralgia pós-herpética pode exigir analgesia continuada.
- Antibióticos (ver Capítulo 3)
  - Se houver suspeita de infecção bacteriana secundária (impetigo celulite).
- Outros
  - A redução do estresse acelera a recuperação.

Tratamento antiviral

Modo de ação

O aciclovir, o fanciclovir e o valaciclovir são medicamentos antivirais. Essas substâncias atuam inibindo a replicação do DNA viral. Elas competem com os substratos virais para formar cadeias de DNA ineficazes. Embora o vírus não seja erradicado, sua multiplicação fica impedida. A disseminação do vírus para células não-infectadas é bloqueada, e os sintomas melhoram (Galbraith *et al.*, 1999).

Precauções

Pacientes com déficit renal na gestação e na lactação.

Efeitos colaterais

Náusea, vômitos, dor abdominal, cefaléia, fadiga, erupções, fotossensibilidade.

Quando encaminhar

O encaminhamento urgente a um hospital é necessário quando:

- O herpes é grave e disseminado (não-respondente ao tratamento).
- A evidência de infecção nos olhos, ou próximo a eles, exige encaminhamento a um oftalmologista.
- Há suspeita de infecção herpética num eczema atópico (Eczema Herpético).
- Desenvolve-se febre, indisposição, dores intensas.

- Há evidência de infecção secundária bacteriana (impetigo celulite).
- Há uma infecção herpética grave, ativa, durante a gestação (os riscos são maiores no primeiro e no último trimestre).

INFECÇÕES FÚNGICAS

As infecções fúngicas no ser humano podem ser causadas por fungos dermatóficos, leveduras e bolores.

Infecções por dermatófitos (*Tinea* ou dermatofitose)

Há três gêneros de dermatófitos: o *Trichophyton,* o *Microsporum* e o *Epidermophytum.* As infecções de pele ou de unhas (onicomicoses – ver Figura 8.7)

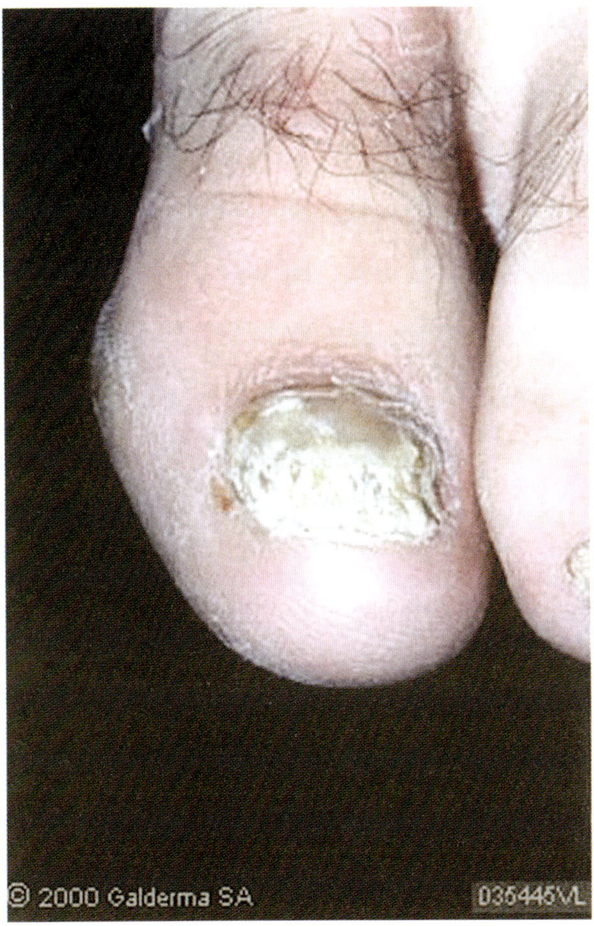

Fig. 8.7 Onicomicose.

que envolvem os dermatófitos são referidas freqüentemente como *Tineas* ou dermafitoses (Volk, 1982).

- *Tinea pedis* — Dermatofitose dos pés
- *Tinea corporis* — Dermatofitose do corpo
- *Tinea capitis* — Dermatofitose do couro cabeludo
- *Tinea cruris* — Dermatofitose marginada
- *Tinea unguium* — Dermatofitose das unhas
- *Tinea manuum* — Dermatofitose das mãos
- *Tinea barbae* — Dermatofitose da área da barba

A *Tinea pedis* (pé-de-atleta) é uma infecção dermatofítica comum, que geralmente ocorre nas pregas entre os pododígitos. A *Tinea unguium* (onicomicose) afeta a unha e pode coexistir com a *Tinea pedis* nos pododígitos, e com a infecção por *Candida* ou com a *Tinea manuum*, nos dedos e nas mãos. A *Tinea corporis* pode ocorrer em qualquer área de pele e geralmente é observada nos membros e no tronco. A *Tinea manuum* afeta as palmas das mãos e os dedos. A *Tinea capitis* é a dermatofitose que se manifesta no couro cabeludo com placas eritematodescamativas e queda de cabelo. Ela é observada predominantemente em crianças (especialmente na população afro-caribenha) e pode se disseminar em áreas urbanas. Em crianças pequenas, a *Tinea capitis* pode apresentar-se como descamação persistente no couro cabeludo. Raspados de pele e amostras de cabelo devem ser obtidos para exame micológico, a fim de confirmar infecção fúngica (Higgins *et al.*, 2000). Se não for tratada, a *Tinea capitis* pode evoluir para *querion celsis,* uma condição crônica, pustulosa, grave.

Todas as infecções dermatofíticas podem ser adquiridas por contato com outros seres humanos, com animais, com objetos ou com o solo contaminado.

Avaliação

As infecções fúngicas podem tornar-se disseminadas e graves, se não tratadas ou se inadequadamente tratadas. Por isso, em casos de dúvida quanto ao diagnóstico, a avaliação deve incluir raspagem da pele e/ou de unhas, para exames micológicos.

Um diagnóstico errado pode levar a um tratamento inadequado, como se observa na condição do *Tinea incógnita,* que ocorre quando se aplicam corticosteróides tópicos em infecções dermatofíticas. Ao reduzir o eritema e a descamação, a aplicação do esteróide mascara o aspecto clínico de infecção dermatofítica. O crescimento do fungo, por sua vez, não é afetado pelos esteróides, e a infecção persiste e se amplia.

A avaliação compreende também:

- Local, início, duração e distribuição das lesões.
- Sinais e sintomas associados à infecção.
- O atual tratamento.
- Tratamentos prévios.
- História de infecções prévias.
- História de diabetes melito.
- História patológica pregressa (nos imunocomprometidos).
- História familial de infecções.
- Contatos sociais e ocupação.
- Raspados de pele/aparas de unhas/amostras de cabelo, para micologia, conforme o local da infecção.

Candidíase

Esta infecção pela levedura *Candida sp.* afeta especialmente as pregas ungueais, as mucosas, a região do períneo e áreas intertriginosas.

A candidíase oral clássica ("sapinho") pode se disseminar desde a cavidade oral, especialmente em bebês, até a região anogenital. A candidíase oral parece uma placa cremosa, branca, depositada sobre lesões eritematosas na língua e nas mucosas.

A queilite angular também pode ser agravada por uma infecção por *Candida*. Isso se manifesta como lesões eritematosas, ou fissuras permanentes, nas comissuras da boca e dos lábios. Este problema freqüentemente persiste em idosos que, num exame mais apurado, revelam próteses orais (dentaduras) mal adaptadas perenizando a infecção oral pela *Candida*.

O intertrigo é uma reação cutânea eczematosa das áreas flexoras, onde duas superfícies de pele se roçam (Marks, 1983). Essas áreas podem ser infectadas por *Candida*. Os locais mais comuns são as axilas, embaixo dos seios, as pregas da pele do abdome, a parte interna das coxas, entre as nádegas e a região da virilha. A infecção aparece como grandes áreas de eritema, freqüentemente com superfície brilhante. Pode haver uma descamação esbranquiçada na margem externa das lesões.

A candidíase da região da virilha pode envolver as mucosas da vulva e da vagina, expandindo-se com o envolvimento, do monte de Vênus, do interior das coxas e do períneo. Lesões-satélites, tipo pápulas ou pústulas eritematosas ao redor das manchas maiores, são observadas caracteristicamente. Distribuição e apresentação semelhantes são observadas em bebês, ao longo das flexuras.

Infecções por *Candida* também podem ocorrer nos genitais masculinos, afetando predominantemente a glande e o sulco bálano-prepucial e estendendo-se sobre a pele do escroto, até a parte interna das coxas e a pele do períneo.

O intertrigo e as infecções por *Candida* nas virilhas e nos genitais podem causar dor e prurido intenso.

Avaliação

A avaliação deve incluir o exame clínico de todas as áreas de pele que podem se constituir em pontos de instalação, como cavidade oral, axilas, áreas intertriginosas, virilhas e bases das unhas e cutículas.

- Local, início, duração e distribuição das erupções.
- Tipos de lesões.
- Sintomas.
- História prévia de infecções fúngicas.
- História de diabetes melito.
- Tratamentos prévios (uso de esteróides tópicos).
- Contatos e parceiros.
- Raspados de pele obtidos para micologia.

Tratamento de infecções fúngicas

As infecções fúngicas podem ser tratadas com:

- Agentes antifúngicos tópicos para infecções cutâneas
  - Creme com amorolfina.
  - Creme com terbinafina.
  - Creme com cotrimazol.
  - Creme com nitrato de miconazol.
  - Creme com cetoconazol.
  - Creme com nitrato de econazol.
  - Creme com fluconazol.
  - Creme com nistatina.
  - Creme com peróxido de benzoíla.
  - Ungüento com ácido benzóico.
  - Creme com nitrato de sulconazol.
  - Tinturas, cremes, pós e *sprays* com undecenoatos.
- Agentes antifúngicos tópicos para infecções nas unhas
  - Esmalte de unhas com amorolfina.
  - Solução para unhas com tioconazol.
  - Tintura de ácido acetilsalicílico.
- Combinação tópica de agentes antifúngicos/antibacterianos
  - Creme/ungüento com nitrato de miconazol/hidrocortisona.

- Antifúngicos sistêmicos, quando nas infecções disseminadas ou que acometam órgãos internos
  - Terbinafina.
  - Itraconazol.
  - Nistatina.
  - Griseofulvina (licenciada para uso infantil).

(Quanto ao modo de ação, às contra-indicações e aos efeitos adversos dos agentes antifúngicos, ver a paroníquia crônica.)

Corticóides tópicos não são indicados para monoterapia.

Recomendações gerais sobre cuidados com a pele

- Limpeza e lavagem delicadas, usando emolientes antimicrobianos.
- Evitar compartilhar toalhas, alicates de unha etc.
- Secar delicadamente as áreas úmidas da pele, especialmente entre os dedos dos pés.
- Evitar o superaquecimento e a sudorese.
- Evitar o uso de talcos nas áreas intertriginosas.
- Interpor tecidos frescos, de algodão, entre as superfícies de pele.
- Evitar a obesidade.
- Pessoas com diabetes melito correm risco de superinfecções secundárias.

Cuidados com as unhas

- Cuidar regularmente dos pés e das unhas, inclusive lavar, secar e aparar (usar um cortador diferente para as unhas infectadas dos pés).
- Nas onicomicoses, usar um creme antifúngico nos espaços entre dedos e na pele circundante, bem como preparações para as unhas.
- Não retardar o tratamento. Iniciar o tratamento tópico tão logo a infecção seja constatada.
- Trocar regularmente de meias e calçados.
- Sempre que possível, usar calçados bem "ventilados".
- Em piscinas de uso comunitário, vestiários e chuveiros coletivos, usar meias protetoras e sandálias.

Quando encaminhar

- Infecção disseminada ou grave, não-respondente às terapias tópicas.
- Infecção grave, com infecção secundária.
- Infecção grave ou complicada, num paciente de risco (p. ex., pacientes imunocomprometidos, idosos e enfermos, crianças e bebês).

INFESTAÇÕES DA PELE E CABELO

Piolhos

Os piolhos parasíticos geralmente infestam a pele e o cabelo humanos. Eles são transmitidos por contato direto e vivem bem em todos os tipos de peles e cabelos. O estigma de falta de higiene relacionado à infestação pelos piolhos corporais (piolho-do-corpo) explica-se, porque eles seriam encontrados principalmente entre vagabundos, sem-teto e soldados em combate. Os piolhos corporais vivem nas roupas, especialmente nas costuras, e, por isso, são comuns em pessoas que não podem trocar de roupa freqüentemente. Os piolhos pubianos (piolho-da-virilha, chato) são transmitidos por contato sexual e são comuns em adultos jovens. Os piolhos da cabeça (ver Figura 8.8) também são associados à falta de limpeza, mas a experiência demonstra que eles também podem infestar, e infestam, cabeças limpas. Muito do conhecimento e do manejo dos piolhos implica em reduzir o preconceito que os cerca, para alcançar um tratamento efetivo. Os piolhos são parasitas vivos, de 6 patas, que põem ovos (lêndeas) nos fios de cabelo. Uma infestação por piolhos pode causar prurido e coceira intensos pela reação da pele às picadas, saliva e excrementos. A coceira leva a escoriações que, por sua vez, podem sofrer infecção bacteriana secundária (Lachapelle *et al.*, 1994).

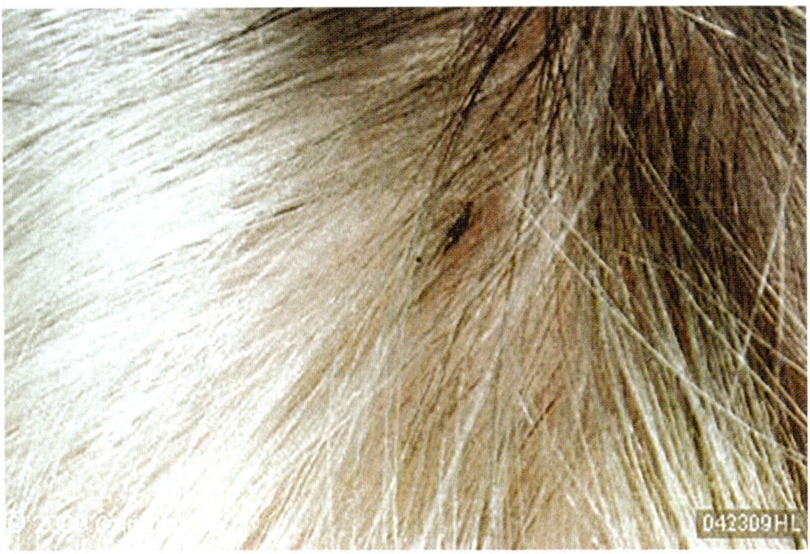

Fig. 8.8 Piolhos de cabeça.

A *pediculose capitis* (piolho da cabeça) é a forma de infestação mais comumente observada no Reino Unido. Ela afeta qualquer pessoa, mas especialmente as crianças com idades entre 4 e 11 anos. Os piolhos são transferidos pelo contato de cabeça com cabeça ou ocasionalmente pelo compartilhamento de pentes, chapéus e travesseiros (BAD, 2005). A fêmea do piolho vive por cerca de 40 dias, podendo pôr mais de 100 ovos durante a existência. O tempo de incubação é de 7 a 10 dias e, por isso, um indivíduo não tratado pode ter uma infestação intensa.

Avaliação

Quanto aos piolhos de cabeça, de corpo e de púbis, o exame clínico abrange:

- Presença de piolhos adultos vivos.
- Presença de piolhos imaturos.
- Presença de lêndeas e de cascas de ovos vazias nos fios de cabelo.
- Presença de fezes e de dejetos de piolhos na cabeça e nas roupas.
- Presença de escoriações, eritema, prurido e coceira.
- Sinais de eczema, pápulas, vesículas, escamas, crostas.
- Sinais de infecção, exsudação gotejante, glândulas intumescidas.
- Infestações prévias.
- História familial/social.
- Tratamentos prévios.

Tratamento dos piolhos de cabeça, do corpo e pubianos

- Pediculicidas tópicos
  - Malation.
  - Permetrina.
  - Fenotrina.
  - Carbaril (não-licenciado para piolhos pubianos).
- Combinação física contra piolhos de cabeça
  - Usando pente fino e condicionador de cabelos.
- Tratamentos com remédios alternativos, tais como (óleo de melaleuca) e outras substâncias herbáceas.

Precauções gerais

- Faça exames preventivos semanalmente.
- Trate quem esteve em contato e examine os familiares próximos.
- Lave a roupa de cama nas temperaturas recomendadas.
- Se a pele for propensa a eczemas ou tiver escoriações, evite produtos à base de álcool.

- Uma vez iniciada a estratégia de tratamento, as crianças podem freqüentar a escola.
- Evite misturar e combinar regularmente os tratamentos com pediculicidas (isso estimula a resistência).

Tratamento com inseticidas

O malation é um composto organofosforado que inibe a enzima colinesterase no piolho. Isso significa que a substância neurotransmissora, a acetilcolina, se acumula, causando uma interferência na neurotransmissão. Por fim, a incapacidade de transmitir os impulsos nervosos resulta em paralisia do piolho.

O carbaril, também organofosforado, mata o piolhos de modo semelhante ao malation.

A permetrina e a fenotrina são compostos piretróides sintéticos. Elas têm uma atividade semelhante à do composto natural, o piretro, que é extraído de plantas da família dos crisântemos. Aquelas substâncias são absorvidas rapidamente através da cutícula do piolho e afetam os canais de sódio dos axônios neuronais dele. Este, depois de apresentar uma hiperexcitação, perda de coordenação e prostração, eventualmente morre. Entretanto, essas drogas nem sempre garantem a destruição dos ovos dos piolhos.

Precauções quanto ao uso de inseticidas

Aston *et al.* (1998) referem que os três grupos de compostos químicos usados atualmente já vêm apresentando um bom índice de segurança há vários anos. O número de efeitos colaterais registrados pela *Seção de Reações Adversas a Drogas do Comitê para Segurança dos Medicamentos* (CSM) é pequeno. Nos últimos 25 anos de uso, foram relatados apenas 26 efeitos colaterais do malation (em 18 indivíduos).

Recentemente, o carbaril teve sua condição legal mudada para medicação sob prescrição (POM). Verificou-se que ele causava o desenvolvimento de tumores em ratos e camundongos expostos a altas doses durante toda sua existência (Scowen, 1995). O público respondeu a essa informação com alguma consternação, mas é preciso mencionar que o carbaril vem sendo usado nos últimos 40 anos, sem evidências de tumores em humanos. As crianças recebem apenas uma pequena dose, em poucas ocasiões, enquanto os animais de laboratório recebiam doses muito mais elevadas, durante longo tempo.

Em aplicação tópica, a absorção do malation é menor do que a do carbaril (Maibach, 1974). Entretanto, Sadler (1997) refere algumas das atuais preocupações com relação ao malation. Um estudo piloto indicou que a quantidade de malation excretada na urina após um tratamento com a droga foi mais de 10 vezes maior do que a excretada por pessoas que estão expostas a essa droga por razões ocupacionais.

Tratamento contra piolhos da cabeça

O tratamento contra os piolhos da cabeça tem sido insuficientemente pesquisado e há poucas evidências científicas de qualidade a respeito (Burgess, 2000; *National Prescribing Centre*, 1999; Aston *et al.*, 1998). Os piolhos da cabeça podem ser tratados por meio de limpeza usando o método do pente úmido; por uso de uma preparação com inseticida; ou por outros tratamentos utilizando remédios alternativos como óleo de melaleuca e outras substâncias herbáceas. Embora haja evidências de que os inseticidas são eficazes, ainda não há evidências publicadas de que os métodos mecânicos, tais como a remoção com pente ou os remédios alternativos, sejam completamente efetivos e que possam tratar todos os pacientes.

Só se pode ter um diagnóstico de certeza de uma infestação por piolho da cabeça quando se encontra um piolho vivo, em movimento. Usar um pente fino é mais eficiente e rápido do que o exame visual direto (Mumcuoglu *et al.*, 2001) e, conforme Aston *et al.* (1998), atualmente o único método confiável para diagnosticar uma infecção ativa é detectar pela penteação. O método do pente úmido é o melhor para detectar piolhos vivos. Isso implica em lavar o cabelo normalmente, com um xampu comum. Daí pode-se aplicar ao cabelo um condicionador comum. O cabelo então é penteado enquanto ainda úmido com um pente fino detector. O cabelo deve ser penteado sob boa iluminação, sobre uma toalha branca de tecido ou papel, para que se vejam os piolhos quando são retirados. Esse processo deve durar uns 15 minutos.

Tratamento com inseticidas

Conforme Aston *et al.* (1998), a regra norteadora para dar início a um tratamento com inseticidas é de que esse método de tratamento só deve ser usado se for encontrado um piolho vivo, movendo-se na cabeça de pelo menos um dos membros da família. Deve ser procedida a detecção em todos os membros, por penteação, e só devem ser tratados os que se revelarem infectados.

O malation, o carbaril e os piretróides são todos efetivos contra piolhos da cabeça. Para algumas autoridades em saúde, os piolhos da cabeça são tratados de acordo com o procedimento local, que faz um rodízio desses inseticidas, usando cada um por um período de 2 a 3 anos. Isso é uma tentativa de reduzir o risco dos piolhos desenvolverem resistência a essas preparações. Esse procedimento de fazer a rotação dos inseticidas vem, entretanto, se

Contra-indicações

O malation, o carbaril e os piretróides não devem ser aplicados na pele fissurada ou com infecção secundária. Ao usar essas preparações, deve-se tomar cuidado de evitar contato com os olhos.

Devem-se evitar loções alcoólicas em pacientes com asma e em crianças pequenas.

A permetrina deve ser evitada na gestação e lactação.

Efeitos colaterais

O malation, o carbaril e os piretróides podem causar irritação cutânea. A permetrina, além disso, pode causar eritema, sensação de picadas, erupção e edema.

tornando menos popular. As práticas atuais no Reino Unido consistem no manejo individual de cada caso positivo, usando um mosaico de tratamentos (*National Prescribing Centre,* 1999). Isso é explicado na Figura 8.9.

Aspectos gerais

Os inseticidas não devem ser usados como profilaxia contra piolhos da cabeça. O método do pente úmido, entretanto, pode ser usado como medida pre-

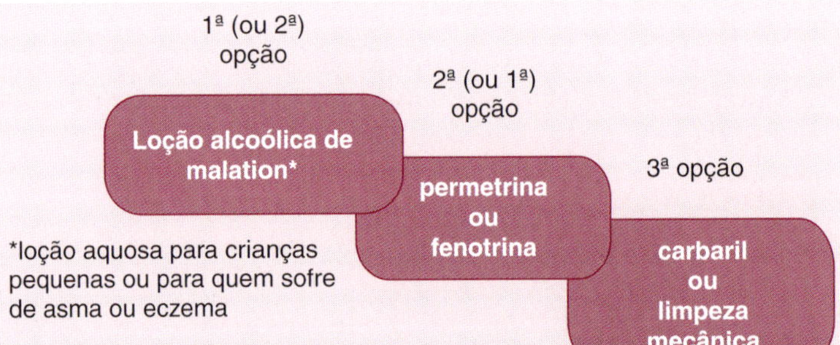

Para cada opção de tratamento:

- Faça duas aplicações do inseticida, com sete dias de intervalo.
- 2 a 3 dias após a última aplicação de inseticida: examine o cabelo cuidadosamente, com um pente plástico detector.
- Se ainda houver piolhos adultos presentes, vá para a opção de tratamento seguinte. Sempre averigúe detalhadamente o motivo da falha do tratamento.

(Modificado de National Prescribing Centre, 1999.)

Fig. 8.9 Exemplo de estratégia em mosaico para tratamento contra piolhos da cabeça.

ventiva. Ao prescrever uma preparação, sempre observe as contra-indicações e precauções. Os fatores a considerar são: idade de gestação ou lactação, a presença de outras dermatoses e se o paciente tem asma.

Quanto à preparação específica prescrita, devem ser respeitadas as instruções do fabricante. Para a maioria das loções e dos líquidos é recomendado um tempo de contato de até 12 horas. O paciente ou seu responsável deverá ser instruído sobre onde e como aplicar e sobre o tempo máximo de permanência no corpo para atingir o efeito desejado.

O curso de tratamento dos piolhos da cabeça geralmente é de duas aplicações do produto, com intervalo de 1 semana. A segunda aplicação visa a matar quaisquer piolhos que eclodiram dos ovos sobreviventes à primeira aplicação.

O cloro inativa o malation; por isso, os pacientes devem ser orientados a evitar piscinas por 1 semana após o tratamento.

Quem esteve em contato próximo com pessoas infestadas deve ser acompanhado e, se necessário, tratado.

Quem continua sintomático precisa fazer tratamento adicional, com um preparado diferente. Se ficar evidenciada uma infecção secundária, o paciente terá de ser encaminhado ao seu clínico geral para uma possível terapia com antibióticos.

Li Wan Po (1990) sugere o uso de luvas, por enfermeiros envolvidos na aplicação de inseticidas, para evitar exposição excessiva a essas preparações.

Limpeza mecânica

O método inteiro de tratamento tem de ser repetido a cada 3 ou 4 dias, por um período de 2 semanas (Cook, 1998). Supõe-se que usar um condicionador no cabelo torna-o mais escorregadio, ficando mais fácil de separar a lêndea do fio.

Tratamento dos piolhos pubianos

O malation, a fenotrina e a permetrina tratam eficazmente os piolhos pubianos.

Contra-indicações e efeitos colaterais

Ver as seções anteriores sobre o tratamento dos piolhos da cabeça. As preparações alcoólicas não são recomendadas, por causarem irritação da pele escoriada e da genitália. As preparações aquosas devem ser aplicadas em todas as partes do corpo e não apenas nas axilas e virilhas.

Tratamento dos piolhos corporais

Esses piolhos só freqüentam a pele para renovar o suprimento de sangue e, por isso, as roupas são as principais fontes dos piolhos. Todas as roupas e a roupa de cama dos pacientes infestados devem ser tratadas. Após lavá-las, o uso de um secador a ar quente garantirá a destruição dos piolhos e ovos remanescentes no material. Pode ser necessário usar inseticidas.

Escabiose (sarna)

A escabiose (ou sarna) humana (ver Figura 8.10) é uma infestação parasítica comum da pele, pelo ácaro *Sarcoptes scabiei hominis.* Ocasionalmente, ácaros da escabiose do gato ou do cão podem infestar a pele humana. Durante a reprodução, a fêmea do ácaro penetra na pele para pôr os ovos. Em resposta à presença das fezes do ácaro, pode haver uma reação cutânea aguda de prurido. O prurido intenso leva a coçar, o que resulta numa reação eczematosa aguda em torno das áreas de pele infestadas. Pode haver uma disseminação de áreas de eczema, com pápulas vesiculares na superfície da pele. Escoriações causadas pelo coçar podem tornar-se impetiginadas graças à infecção secundária. As superfícies laterais dos dedos, as pregas interdigitais, nos pés e mãos, as palmas das mãos, os pulsos, o pênis e o abdome são sítios comuns de infestação. Em crianças e bebês, as plantas dos pés são afetadas freqüentemente.

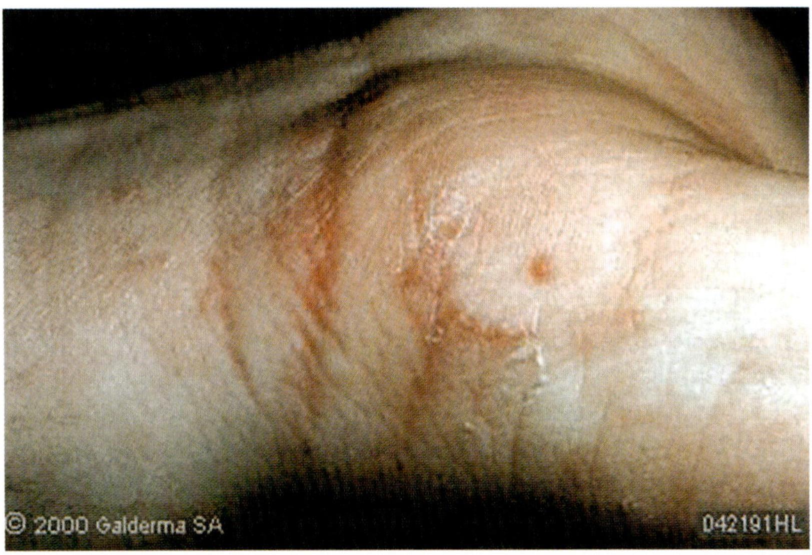

Fig. 8.10 Escabiose (mão).

A constatação de linhas de perfurações visíveis (túnel escabiótico), com cerca de 2 a 3 cm, confirma o diagnóstico.

A transmissão do ácaro se dá por contato direto com a pele, e a escabiose pode espalhar-se pelas famílias com muita rapidez. As pessoas em contato próximo, sem sinais ou sintomas visíveis de sarna, também devem ser tratadas. O tratamento deve ser iniciado logo. Um ciclo normal de lavagem a 60 °C será suficiente para tratar a roupa de cama (BAD, 2005).

A escabiose está se tornando cada vez mais comum na população mais idosa, que vive em asilos ou em casas para idosos. A atenção por parte dos atendentes de saúde é importante na avaliação e no tratamento bem-sucedido da sarna. É importante participar das políticas e dos protocolos de prevenção e manejo, para evitar a disseminação de infestações graves com crostas (escabiose norueguesa), tanto para o indivíduo quanto para os demais moradores.

Avaliação

A avaliação compreende:

- O início, a duração e a distribuição da erupção.
- O tipo das lesões.
- A história de coceiras e/ou eczemas de pele anteriores.
- História familial de coceiras na pele.
- Evidências de túneis escabióticos na pele afetada.
- Tratamentos anteriores.

Tratamento

A escabiose é tratada por aplicação tópica de medicamentos antiescabiosos (ver em piolhos).

- Malation.
- Permetrina.
- Ivermectina (contra a escabiose norueguesa).
- Sempre tratar a pele toda, inclusive o couro cabeludo nas crianças e a planta dos pés.
- O tratamento deve permanecer por 12 horas.
- Reaplicar nas mãos sempre que lavá-las.
- Aplicar dois tratamentos com intervalo de uma semana (para eliminar também ácaros que eclodiram a seguir) (BAD, 2005).

Conselhos sobre cuidados gerais com a pele

- Lave e limpe delicadamente a pele com emolientes antimicrobianos suaves.
- Não compartilhe toalhas e roupas de banho.

- Trate, ao mesmo tempo, todos os membros da família e pessoas em contato próximo.
- Evite participar de reuniões e grupos enquanto o tratamento da pele e as erupções não terminarem (p. ex., a escola de enfermagem).
- Lave a roupa de cama na temperatura recomendada.

Aplicação das preparações

As preparações aquosas são preferíveis, já que as alcoólicas têm mais probabilidade de causar irritação da pele escoriada e da genitália. Elas devem ser aplicadas na pele limpa, seca e fresca, cobrindo toda a superfície do corpo. Banho quente é desnecessário porque pode aumentar a absorção sistêmica e remover as drogas de seus locais de ação. Deve ser dada atenção especial às dobras dos dedos e em aplicar a loção sob as unhas. Em crianças e idosos, o couro cabeludo, o pescoço, o rosto e as orelhas precisam ser tratados. Essas áreas também devem ser tratadas nos imunocomprometidos e naqueles em que o tratamento não tem dado bons resultados.

Os pacientes não devem lavar as mãos após a aplicação e estas precisam ser tratadas. A reaplicação é indispensável se houver lavagem das mãos.

Todos os membros de uma residência afetada devem ser tratados.

Aplique dois tratamentos, com uma semana de intervalo (isso trata os ácaros que ainda não eclodiram).

Para a roupa e a roupa de cama do paciente, basta a lavagem normal.

É normal que a coceira persista por 2 a 3 semanas após o tratamento, isso não deve ser visto como falha do tratamento. Uma loção de calamina ou um creme de crotamiton podem ser aplicados para tentar controlar a coceira. A persistência desta após 3 semanas pode indicar falha do tratamento, e o paciente deve ser encaminhado a um dermatologista, para confirmação de diagnóstico.

Quando encaminhar

A sarna e os piolhos geralmente são tratados com eficácia em tratamento primário doméstico e não requerem o encaminhamento a especialistas.

Cogite um encaminhamento se

- A afecção da pele não responder ao tratamento tópico recomendado.
- Aparecer uma infecção secundária disseminada.
- Houver evidência de escabiose norueguesa (escabiose com crostas brancas).
- O diagnóstico for incerto.

REFERÊNCIAS

Aston R, Duggal H& Simpson J(1998) *Head lice. Report for Consultants in Communicable Disease Control* (CCDCs). The Public Health Medicine Environmental Group Executive Committee.

British Association of Dermatologists (2005) Patient Information Leaflets. London: BAD. www.bad.org.uk/public/leaflets/impetigo.asp (last accessed 5 May 2005).

British Association of Dermatologists (2005) Patient Information Leaflets. London: BAD. www.bad.org.uk/public/leaflets/erysipilas.asp (last accessed 5 May 2005).

British Association of Dermatologists (2005) Patient Information Leaflets. London: BAD. www.bad.org.uk/public/leaflets/molluscum.asp (last accessed 5 May 2005).

British Association of Dermatologists (2005) Patient Information Leaflets. London: BAD. www.bad.org.uk/public/leaflets/boils.asp (last accessed 5 May 2005).

British Association of Dermatologists (2005) Patient Information Leaflets. London: BAD. www.bad.org.uk/public/leaflets/herpessimplex.asp (last accessed 5 May 2005).

British Association of Dermatologists (2005) Patient Information Leaflets. London: BAD. www.bad.org.uk/public/leaflets/shingles.asp (last accessed 5 May 2005).

British Association of Dermatologists (2005) Patient Information Leaflets. London: BAD. www.bad.org.uk/public/leaflets/chronicparonichia.asp (last accessed 5 May 2005).

British Association of Dermatologists (2005) Patient Information Leaflets. London: BAD. www.bad.org.uk/public/leaflets/versicolor.asp (last accessed 5 May 2005).

British Association of Dermatologists (2005) Patient Information Leaflets. London: BAD. www.bad.org.uk/public/leaflets/lice.asp (last accessed 5 May 2005).

British Association of Dermatologists (2005) Patient Information Leaflets. London: BAD. www.bad.org.uk/public/leaflets/scabies.asp (last accessed 5 May 2005).

Burgess L(2000) Head lice. *Clinical Evidence* 4: 975-8.

Clarke SC (2004) *Modern Medical Microbiology: The fundamentals*. London: Arnold. Chapter 54, pp. 170-2.

Galbraith A, Bullock S, Manias E, Hunt B & Richards A (1999) *Fundamentals of Pharmacology*. UK: Addison Wesley Longman Ltd.

Gillespie GalbraithS & Bamford K (2000) *Medical Microbiology and Infection at a Glance*. Oxford: Blackwell Science Ltd. Chapter 50, pp. 106-7.

Gillespie S & Bamford K (2000) *Medical Microbiology and Infection at a Glance*. Oxford: Blackwell Science Ltd. Chapter 11, pp. 28-29.

Higgins EM, Fuller LC & Smith CH (2000) Guidelines for the management of *Tinea capitis. Br J Dermatol* 143: 53-8.

Lachapelle JM, Tennstedt & Marot L (1994) Atlas on Dermatology Belgium: UCB Pharma Braine-l'Alleud.

Li Wan Po A (1990) Non-Prescription Drugs. 2nd edn. Oxford: Blackwell Scientific Publications.

Maibach HI (1974) Percutaneous penetration of some pesticides and herbicides in man. *Toxicol Appl Pharm* 28: 126-132.

Marks R (1983) *Practical Problems in Dermatology*. London: Martin Dunitz Ltd. Chapter 29, pp. 182-191.

Mumcuoglu KY, Friger M, Ioffe-Uspensky I, Ben-Ishaii F & Miller J(2001) Louse comb versus direct visual examination for the diagnosis of head louse infestations. *Pediat Dermatol* 18 (1): 9-12.

National Prescribing Centre (1999) Management of head louse infection. *Prescribing Nurse Bulletin* 1 (4): 13-16.

Sadder C(1997) A lousy headache. *Community Nurse* 3(10):8.

Scowen P(1995) Government restricts the use of carbaryl for head lice. *Prof Care Mother and Child* 5 (6): 163-5.
Sterling JC, Handford-Jones S & Hudson PM (2001) Guidelines for the management of cutaneous warts. *Br J Dermatol* 144: 4-11.
Volk WA (1982) *Essentials of Medical Microbiology* (2nd Edn.). Philadelphia: JB Lippencott Co.

CAPÍTULO 9

Câncer Cutâneo

INTRODUÇÃO

O manejo de pacientes em tratamento primário por afecções da pele indiscutivelmente deve incluir a prevenção do câncer cutâneo. A prevenção é um aspecto importante do papel dos enfermeiros e abrange três níveis de intervenção.

1. A educação e o auto-exame.
2. A investigação e o encaminhamento adequados nas fases iniciais da doença.
3. O tratamento especializado e a intervenção psicológica para pacientes com câncer cutâneo.

Este capítulo tem por objetivo revisar o câncer cutâneo como entidade mórbida. Destacam-se as ações que visam à promoção da saúde através da educação e de estratégias para prevenção da doença.

EPIDEMIOLOGIA DO CÂNCER CUTÂNEO

A incidência do câncer cutâneo continua aumentando na população européia adulta, branca (Diepgen & Mahler, 2002; De Gruijl, 1999; WHO, 1994). Há dois grupos principais de cânceres cutâneos, o do tipo melanoma e o do tipo não-melanoma. O melanoma é uma forma rara de câncer cutâneo, porém a mais letal, sendo diagnosticados cerca de 6.000 casos novos anualmente. Infelizmente, a taxa de mortalidade do melanoma é elevada por causa do diagnóstico e intervenção tardios. Os dados mais recentes sobre a mortalidade nessa doença indicam 2.500 mortes por ano (*National Radiological Protection Board*, 2002; *Office of National Statistics* (NOS), 2000).

Os cânceres cutâneos não-melanomas (carcinoma basocelular [CBC] e carcinoma espinocelular [CEC]) são mais freqüentes, com mais de 46.000 casos novos diagnosticados por ano. O CBC raramente forma metástases, mas pode ser desfigurante. O CEC pode formar metástases, e é responsável por cerca de 400 mortes por ano no Reino Unido (*National Radiological Protection Board*, 2002).

ETIOLOGIA DO CÂNCER CUTÂNEO

A *exposição ao sol* é o mais importante dos fatores que contribuem para a etiologia de todos os cânceres cutâneos (Bachman *et al.*, 2001; Clyesdale *et al.*, 2001; De Gruijl, 1999; Leffel & Brash, 1996; Godlee, 1992; Brash *et al.*, 1991):

- Os CBCs e os CECs surgem em peles danificadas pelo sol.
- As lesões pré-cancerosas cutâneas (Ceratoses actínicas e doença de Bowen) surgem em peles danificadas pelo sol.
- Os CBCs e os CECs também podem ocorrer em conseqüência de radiações ionizantes e de queimaduras.
- Hidrocarbonetos policíclicos (alcatrões, óleos minerais e fuligem), produtos químicos e vírus também têm sido associados à etiologia dos CECs.
- O melanoma freqüentemente está associado à exposição intensa ao sol (queimaduras de sol), ou à exposição na infância. A predisposição genética, o tipo de pele, a história familial, o número de sinais de pele, modificações no ambiente e o costume de expor-se ao sol são outros fatores etiológicos do melanoma.

Em exposições eventuais mas, agudas e intensas ao UV, a pele geralmente apresenta eritema e bolhas (queimadura de sol). A exposição prolongada e crônica ao UV acaba por levar a danos actínicos na pele e à aceleração de seu envelhecimento. Isso inclui a fragilização da pele, a perda de colágeno e elastina dérmicos, a pigmentação da epiderme e o desenvolvimento de rugas profundas. Essas mudanças geralmente são observadas nas regiões expostas ao sol, das mãos, antebraços, pernas, rosto, pescoço e couro cabeludo. Na pele actinicamente danificada, podem surgir lesões pré-cancerosas, sendo as mais comuns as Ceratoses Actínicas e a Doença de Bowen.

LESÕES DE PELE PRÉ-CANCEROSAS MAIS COMUNS

Ceratoses actínicas (CA)

Essas lesões se apresentam na pele como pequenas placas secas, duras e escamosas. Geralmente elas são numerosas, e freqüentemente há eritema por debaixo delas. Se não tratadas, uma pequena porcentagem das ceratoses actínicas tem potencial de evoluir para carcinoma espinocelular (*National Radiological Protection Board* ([NRPB, 2002]). Essas lesões podem persistir por muitos anos, tornar-se inestéticas e causar perda funcional, especialmente as localizadas nas mãos e dedos. Existem várias opções de tratamento para as CAs, dependendo do número e da localização delas e da idade e saúde geral do paciente.

Doença de Bowen (DB)

Também conhecida como carcinoma intra-epidérmico, a Doença de Bowen apresenta-se como uma mácula ou placa eritematodescamativa na pele. Não sendo tratadas, essas lesões sofrerão uma modificação neoplásica para CEC. As localizações mais comuns são as regiões de pele expostas ao sol como pernas, braços, rosto e couro cabeludo.

Tratamento das ceratoses actínicas e da doença de Bowen

A abordagem tradicional incluem não tratar, mas, nas lesões mais extensas, estão indicados: excisão cirúrgica, curetagem e cauterização, criocirurgia e cremes para quimioterapia tópica. O aumento da incidência, tanto na população mais idosa quanto na população jovem, levou ao desenvolvimento de técnicas não-invasivas de tratamento. As modalidades de tratamento mais recentes incluem cremes para terapia fotodinâmica tópica e para modulação tópica da resposta imune. A hidratação diária e a proteção contra o sol são comuns a todas as estratégias de tratamento de pacientes que têm a pele danificada pelo sol.

MELANOMA MALIGNO

O melanoma (ver Figura 9.1) é um tumor das células cutâneas produtoras de pigmento (os melanócitos). Os melanócitos são células dendríticas da pele, que produzem o pigmento melanina, em resposta à radiação ultravioleta. Esse é um mecanismo de proteção natural contra os efeitos carcinogênicos dos raios UV da radiação solar. O melanoma aparece na pele como um novo sinal, ou modificado. Os melanomas podem ocorrer em qualquer local da pele e são encontrados freqüentemente nas pernas das mulheres e nas costas dos homens. Outros locais incluem as mucosas e os olhos.

O sinal clínico mais importante para o diagnóstico é uma história de **MODIFICAÇÃO** das características de um nevo melanocítico. Mudanças no tamanho, forma ou cor são indícios precoces de modificação maligna. Prurido, sangramento e crostas são mudanças mais sintomáticas e tardias (Mackie, 2000).

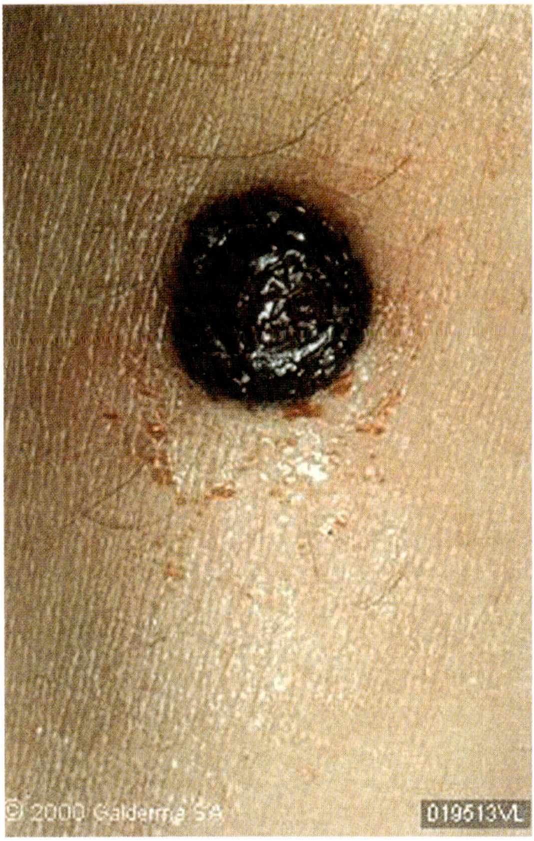

Fig. 9.1 Melanoma (tornozelo).

As características clínicas fundamentais são conhecidas como o ABCD do melanoma:

A: Assimetria (forma irregular).
B: Borda (irregular, semelhante a um mapa e com proeminências).
C: Cor (Mudanças da coloração ou do pigmento, para preto, marrom, azul ou vermelho).
D: Diâmetro (mudança de tamanho ou aumento de diâmetro (> 5 mm).

Tipos de melanomas

Há quatro tipos principais de melanomas (Mackie, 1996):

- Melanoma expansivo superficial
  - É o tipo mais comum.
  - O crescimento tem uma fase inicial de expansão lateral, na epiderme, antes da invasão da derme.

  - O ABCD do melanoma é evidente.
  - Reconhecimento e tratamento precoces podem facilitar a cura.
- Melanoma nodular
  - É mais raro.
  - Aparece como um nódulo elevado na pele.
  - A invasão precoce da derme é freqüente.
  - A profundidade da invasão da derme é indicadora de mau prognóstico.
- Melanoma do lentigo maligno
  - Tipicamente em áreas de exposição ao sol.
  - Origina-se de uma lesão benigna preexistente, o lentigo maligno (ou sarda de Hutchinson).
  - Aparece como uma lesão grande, plana e pigmentada (> 3 cm de diâmetro).
  - A fase de crescimento vertical pode ocorrer depois de muitos anos e indica invasão da derme.
  - O diagnóstico e a intervenção precoces podem facilitar a cura.
- Melanoma acral
  - É o mais raro.
  - Surge nas palmas das mãos ou nas plantas dos pés.
  - Pode aparecer como lesão subungueal, envolvendo a unha, a base da unha e a cutícula.
  - A demora no diagnóstico leva a um pior prognóstico.

Tratamento do melanoma

A cirurgia excisional é o procedimento de primeira linha para todas as suspeitas de melanoma maligno cutâneo primário (Mackie *et al.*, 2001). Isso exige o encaminhamento urgente (em, no máximo, 2 semanas) a um especialista treinado no tratamento cirúrgico do melanoma. O diagnóstico precoce e a intervenção cirúrgica podem facilitar a cura dessa forma de câncer cutâneo potencialmente fatal.

DOENÇA METASTÁTICA SECUNDÁRIA

Nos estágios avançados do melanoma, o tratamento exige a intervenção de médicos, cirurgiões e enfermagem especializados. Se não tratado nos estágios iniciais de evolução, o melanoma formará metástases. Podem ocorrer metástases locais, distantes ou amplamente disseminadas. As opções de tratamento incluem novas cirurgias (excisão de lesões cutâneas secundárias, dissecção de linfonodos), bioimunoquimioterapia (interferon, interleucinas, anticorpos e agentes citotóxicos) e radioterapia (Mackie *et al.*, 2001). Nesta fase, a doença é extremamente agressiva, com desfecho fatal. Aí, as opções de tratamento freqüentemente são experimentais e de natureza paliativa.

CÂNCERES CUTÂNEOS NÃO-MELANOMAS (CBC, CEC)

Carcinoma basocelular

O CBC (úlcera roedora – ver Figura 9.2) é a forma mais comum de câncer cutâneo e aparece nas regiões da pele expostas ao sol. Geralmente os CBCs são assintomáticos e raramente formam metástases, embora possam espalhar-se e destruir o tecido circunvizinho. O CBC freqüentemente ocorre na

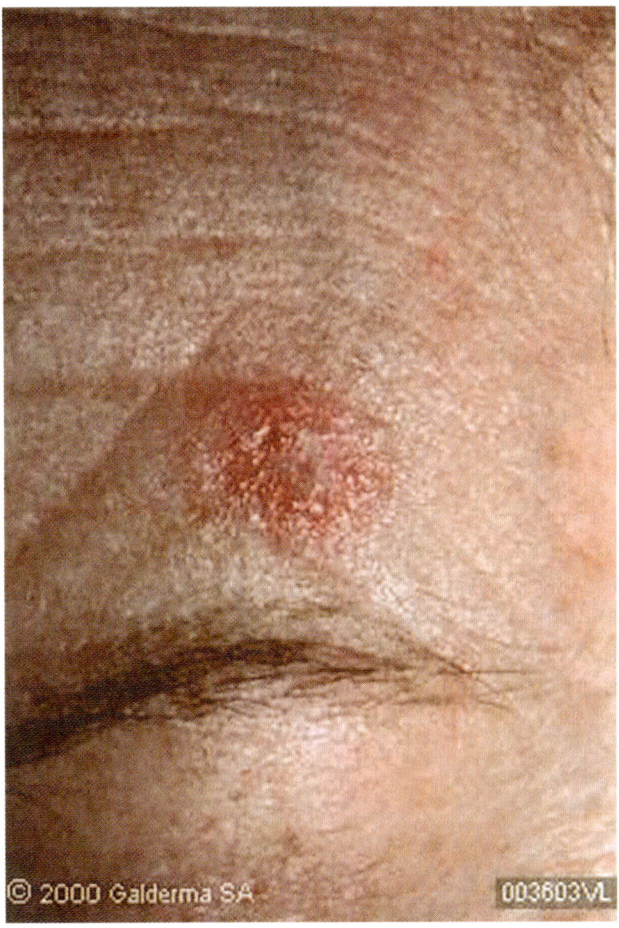

Fig. 9.2 Carcinoma basocelular.

face, especialmente em volta do olho e da pálpebra, no couro cabeludo, no pescoço e na parte posterior da orelha.

Aspectos clínicos

Os CBCs apresentam-se como:

- Uma mancha vermelha na pele, que pode ser assintomática ou coçar, dolorida ou com crosta.
- Uma ferida aberta, com uma depressão ou úlcera central, que pode sangrar ou formar crosta, mas não cicatriza.
- Lesões (atróficas) com cicatrizes planas, lustrosas, pálidas ou brancas.
- Lesões de cor vermelha, rosada ou cor da pele com borda perolada e úlcera central.
- Lesão vermelha, rosada ou cor de carne, e telangiectasias (uma rede de vasos diminutos) visíveis nos limites ou bordas.
- Lesões nodulares firmes, lisas, que são rosadas, vermelhas, ou cor de carne.

Fonte: Mackie (1996).

Tratamento do CBC

Os CBCs podem ser tratados com técnicas invasivas ou não-invasivas.

As técnicas invasivas exigem a intervenção de especialista e compreendem:

- Excisão simples.
- Cirurgia de MOHS.
- Curetagem e eletrocoagulação (técnica de destruição cirúrgica).
- Crioterapia (técnica de destruição).
- Radioterapia.

As técnicas não-invasivas podem ser empregadas no tratamento primário e secundário e compreendem:

- A terapia fotodinâmica (PDT) (efeito fototóxico sinérgico de um fotossensibilizador tópico (metilaminolevulinato), da luz vermelha e do oxigênio).
- Cremes destrutivos, para aplicação tópica (o antimetabólito fluorouracil, o imunomodulador imiquimod).

Fonte: Freak *et al.* (2000).

Carcinoma espinocelular

Assim como o CBC, o CEC (Figura 9.3) geralmente surge em áreas expostas ao sol como a face, os lábios, as orelhas e as mãos. Ele também pode ocorrer em cicatrizes, numa pele traumatizada por queimaduras, em áreas irradiadas

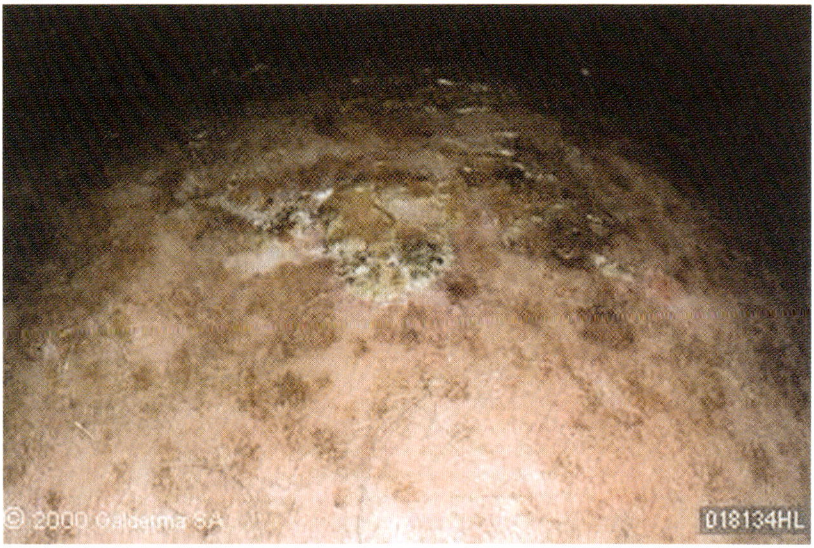

Fig. 9.3 Carcinoma espinocelular.

e em locais de pele que já têm uma dermatose crônica (úlceras venosas e epidermólise bolhosa).

O CEC é uma lesão de crescimento lento, facilmente reconhecível e tratável. Se não tratados, os CECs podem emitir metástases para locais próximos ou distantes.

Aspectos clínicos

Geralmente os CECs:

- Apresentam-se como lesões induradas e que não cicatrizam.
- Surgem de lesões pré-cancerosas (ceratoses actínicas e doença de Bowen).
- Podem ter crostas escamosas, que não cicatrizam.
- Podem ser nodulares.
- Podem ser placas eritematosas.
- Podem ser verrucosos.
- Podem ser ulcerados.

Fonte: Freak *et al.* (2000) e Fleming (1995).

Tratamento do CEC

Em virtude de seu potencial metastático, todas as suspeitas de CEC devem ser urgentemente encaminhadas para o especialista (em menos de 2 semanas) (*Department of Health*, 2001). A excisão cirúrgica é considerada como procedimento de primeira linha. Outras opções de tratamento são a cirurgia de MOHS e a radioterapia.

PREVENÇÃO DO CÂNCER CUTÂNEO

A chave para a prevenção do câncer cutâneo é a educação (Buchanan, 2001; *Anti Cancer Council of Victoria* 1999; *Health Education Authority*, 1996; Koh, 1996; Perkins, 1993). Para evitar a doença em seu todo ou para reconhecê-la e tratá-la nas fases iniciais, a educação do povo é essencial.

Toda a equipe de saúde tem responsabilidade na promoção da saúde e, para a prevenção do câncer, ela pode ser exercida em três níveis.

Educação e autoproteção

Para facilitar a autoproteção, é preciso implementar a educação pública em nível local, através de profissionais de saúde como os enfermeiros e farmacêuticos comunitários. As mensagens educativas devem abordar o seguinte:

- Evitar a exposição excessiva ao sol ao longo da vida.
- Proteção de crianças e bebês contra exposição excessiva ao sol.
- Aproveitar os benefícios do tempo ensolarado, sem queimaduras.
- Evitar a exposição direta ao sol durante os horários de meio-dia.
- Uso de roupas, chapéus e óculos de proteção contra o sol.
- Aplicar filtros solares com adequado grau de proteção (FPS > 15) antes de se expor ao sol.
- Evitar o uso de filtros solares para aumentar o tempo de exposição ao sol.
- Constante proteção da pele nos períodos de calor e no verão (em casa, na escola, na universidade e no trabalho) inclusive nos dias de folga.

Fonte: Wessex Cancer Trust (2005), *Cancer Research UK* (2004) e *Health Education Authority* (1996).

Detecção precoce

O exame preventivo da pele deve começar em casa (Buchanan, 2001). Como profissionais de saúde, temos a obrigação de ensinar aos pacientes e clientes como procurar e examinar a própria pele quanto a lesões que se modificam, a ferimentos que não saram ou a sinais de pele anormais. Essa é uma estratégia desejável para reduzir o tempo que os pacientes levarão para buscar atendimento médico. Essa estratégia de detecção precoce também pode ser incentivada nas clínicas, centros e hospitais. Para facilitar a detecção precoce e educar a população, freqüentemente as equipes de conservação de saúde, de tratamento primário e de especialistas organizam, anualmente, um dia ou uma semana de conscientização.

As instruções para o exame feito em casa são as seguintes:

- Revise texto e folhetos que mostrem com clareza as características clínicas dos diversos cânceres de pele.
- Examine sua pele cada 6 a 12 meses.
- *Olhe e palpe* sistematicamente sua pele, quanto a mudanças, especialmente nas áreas expostas ao sol. Comece pelo couro cabeludo, face, pescoço, avance pelos braços, corpo e pernas. Examine as mãos, palmas, plantas e unhas.
- Peça para seu parceiro ou um membro de sua família examinar as "áreas difíceis de enxergar" (couro cabeludo e costas), ou use um espelho.
- Se você está preocupado com um sinal em modificação, com uma ferida que não sara ou com uma lesão ou úlcera de pele, consulte seu clínico geral (CG), ou a enfermeira do tratamento primário.

Fonte: Wessex Cancer Trust (2000).

O encaminhamento adequado, e em tempo hábil, à intervenção do especialista faz parte da conduta esperada de todo o enfermeiro. A via de encaminhamento primeiramente envolve o clínico geral, que examinará a lesão e dará o encaminhamento apropriado, de acordo com as recomendações do *Plano para o Câncer do Departamento de Saúde* (*Department for Health*, 2001). Isso será feito de acordo com as recomendações provisórias do *NICE,* sobre os procedimentos de intervenção (NICE, 2005).

Intervenção do especialista

A intervenção cirúrgica (cirurgia excisional, cirurgia de MOHS) é reconhecida como um tratamento de primeira linha para CBCs (Telfer *et al.*, 1999). Isso exige encaminhamento a um dermatologista ou a um cirurgião plástico qualificados, em conformidade com as normas locais e com a fase em que o paciente se encontra. A crioterapia, a quimioterapia tópica, a curetagem e cauterização e a radioterapia também são opções de tratamento possíveis para os CBCs. As lesões pré-malignas e as lesões de pele primárias, não-metastáticas, podem ser tratadas com crioterapia, curetagem e cauterização e com quimioterapia tópica.

Um desenvolvimento recente na medicina e na ciência foi a introdução de técnicas não-invasivas de tratamento de CBCs, que têm claros benefícios para os pacientes, com respeito à eficácia clínica, ao custo, ao acesso e ao resultado cosmético. Algumas das técnicas não-invasivas que estão em uso são explicadas a seguir.

Técnicas não-invasivas: Terapia fotodinâmica (PTC)

Esse é um tratamento simples para CBCs superficiais, Doença de Bowen e ceratose actínica (Foley, 2003; Horn *et al.,* 2003; Szeimies *et al.,* 2002; Solar *et al.*, 2001)

Modo de ação

A PDT é uma reação fotoquímica específica no interior das células tumorais, devida à reação entre um agente fotossensibilizador, a luz vermelha e o oxigênio celular. Essa reação destrói, por apoptose e necrose, as células tumorais visadas. A PDT tópica implica em preparar a lesão através da retirada delicada de escamas e da remoção das crostas da superfície. Daí é aplicado o agente fotossensibilizador, na lesão e ao redor dela. Seguindo o protocolo, a lesão é iluminada com luz vermelha no comprimento de onda adequado. Isso produz uma reação fotoquímica que resulta na destruição do tumor alvo. O PDT tópico já foi executado com diversos agentes e comprimentos de onda. No Reino Unido, atualmente, o único agente fotossensibilizador licenciado para tumores de pele não-melanomas é o levulinato de metilamina.

Efeitos colaterais

Geralmente os efeitos colaterais são transitórios e localizados e os mais freqüentes são os relatos de desconforto (p. ex., sensações de picadas, queimadura e formigamento). Uns poucos pacientes referem o desconforto como sendo dor, que parece ser mais freqüente nas áreas de pele sensível como o rosto, as têmporas e o couro cabeludo.

O eritema com edema, crostas e escaras é comum após o tratamento. Para aliviar a resposta eritematosa, podem ser aplicados corticosteróides tópicos uma ou duas vezes por dia. Muito raramente, foram relatadas erosões e ulcerações. Geralmente a cicatrização é rápida, com cicatrizes mínimas ou ausentes.

O acompanhamento clínico geralmente é feito em 3 meses, para garantir a resolução completa do tumor.

AGENTES TÓPICOS

Fluorouracil tópico a 5%

Modo de ação

O fluorouracil tópico a 5% é uma medicação prescrita exclusivamente para CBCs e para lesões de pele pré-cancerosas. Ele é classificado como um antimetabólito. As preparações de antimetabólitos têm estrutura semelhante à dos metabólitos naturais, que são necessários para o crescimento e a divisão das células neoplásicas, em rápida multiplicação, e das células normais. Quando substituem os metabólitos naturais, os antimetabólitos impedem a função celular normal. O fluorouracil é aplicado com cuidado e especificamente nas lesões, numa camada fina, uma ou duas vezes por dia. Os CBCs devem ser cobertos com um curativo leve. Embora haja diferenças locais quanto aos regimes de tratamento, a duração média do tratamento é de 3 a 4 semanas.

Efeitos colaterais

Irritação local intensa e inflamação são prováveis; por isso, devem ser tratadas áreas pequenas de pele e, de preferência, uma de cada vez (no máximo 500 cm^2). Deve-se evitar contato com os olhos e as mucosas.

Imiquimod

Modo de ação

O imiquimod é um imunomodulador tópico, licenciado para o tratamento do carcinoma basocelular e da ceratose actínica. Os agentes imunomoduladores são preparações que modificam a resposta imune do corpo. Eles afetam a função dos leucócitos e alteram o nível de citocinas e de imunoglobulinas. O imiquimod deve ser aplicado à noite, numa fina camada, 5 vezes por semana, durante 6 semanas.

Efeitos colaterais

Deve-se evitar aplicá-lo sobre pele normal, pele inflamada e feridas abertas. As reações locais compreendem prurido, dor e eritema (BNF, 2005).

Diclofenaco sódico

Modo de ação

O diclofenaco de sódio é uma droga não-esteroidal e antiinflamatória (NSAID). As NSAIDs atuam por supressão da formação de prostaglandina. As prostaglandinas são ácidos graxos que atuam como mensageiros químicos liberados para coordenar a atividade celular local. Essas substâncias, produzidas pela maioria das células do corpo e liberadas em resposta a diferentes estímulos, contribuem de modo importante para modular a inflamação e a dor. As NSAIDs agem bloqueando a enzima ciclooxigenase, responsável pela con-

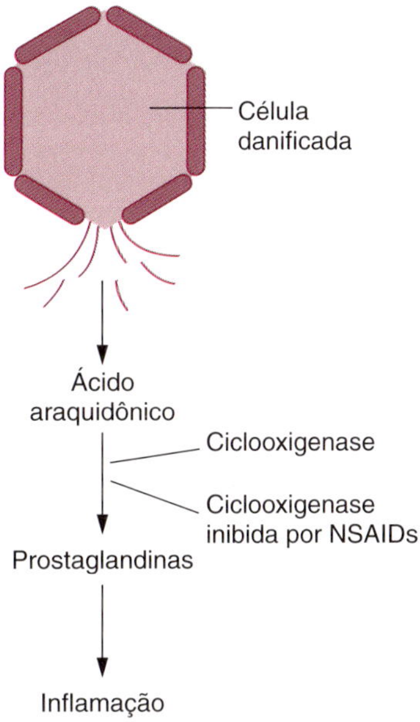

Fig. 9.4 Ação da aspirina e de outras NSAIDs.

versão do ácido araquidônico (um ácido graxo liberado pelas membranas celulares em resposta a uma lesão) em prostaglandinas (ver Figura 9.4). Por isso, a ação analgésica dessas preparações é uma ação periférica, que se dá no local do tecido lesado, em vez de ser centralizada no cérebro.

O diclofenaco de sódio é um agente tópico, licenciado para o tratamento de lesões de pele pré-cancerosas. Ele deve ser aplicado em camada fina, duas vezes ao dia, por 60 a 90 dias.

Precauções

Só aplique por massagem suave. Deve-se evitar o contato com os olhos, mucosas e pele inflamada ou fissurada. Interromper as aplicações se surgir alguma erupção. A aplicação tópica de grandes quantidades pode resultar em efeitos sistêmicos, inclusive hipersensibilidade e asma (BNF, 2005).

REFERÊNCIAS

Anti Cancer Council of Victoria (1999) *Sun Smart Evaluation Studies 1996/7-1997/8 Cancer Control Program.* Related Research Evaluation Number 6. Anti-Cancer Council of Victoria. Australia: Carlton.

Bachman F, Buechner SA, Wernli M, Strebel S & Erb P (2001) Ultraviolet light down regulates CD95 ligand and trail receptors facilitating keratosis and squamous cell carcinoma formation. *J Invest Dermatol* 117: 59-66.

Bastuji-Garin S & Diepgen TL (2002) Cutaneous melanoma, sun exposure and sun-screen use: epidemiological evidence. *Br J Dermatol Suppl* 146 (61): 24-30.

BNF (2005) British Medical Association (BMA). Royal Pharmaceutical Society of Great Britain (RPSGB). London: BMA and RPSGB.

Brash D, Rudolf J, Simon JA, Lin A, McKenna GL, Baden HP, Halperin AJ & Ponten J (1991) A role for sunlight in skin cancer: UV-induced p53 mutations in squamous cell carcinoma. *Professional National Academic Scientific USA* 88: 10124-8.

Buchanan P (2001) Skin cancer. *Nurs Stand* 15 (45): 45-52.

Clyesdale GJ, Dandie GW & Konrad-Muller H (2001) Ultraviolet light induced injury: immunologicical and inflammatory effects. *Immunol Cell Biol* 79: 547-68.

Cancer Research UK (2004) Sun Smart Campaign. London: CRUK.

De-Gruijl FR (1999) Skin cancer and solar radiation. *Eur J Cancer* 35 (14): 2003-9.

Department of Health (2001) The NHS Cancer plan: a plan for investment, a plan for reform. London: HMSO.

Diepgen TL & Mahler V (2002) The epidemiology of skin cancer. *Br J Dermatol* Suppl 146 (61):1-6.

Freak J, Buchanan P, Sullivan A, Wheelhouse C & Warne J (2000) *The Prevention and Management of Skin Cancer: Open Learning Workbook*. Bournemouth University.

Foley P (2003) Clinical efficacy of methyl aminolevulinate (metvix) photodynamic ther-apy. *J Dermatol Treatment* 14 (Suppl 3): 15-22.

Godlee F (1992) Dangers of ozone depletion. In: *Health and the Environment* (Eds Godlee F &Walker A). BMJ: London.

Haller JC, Cairnduff F, Slack G *et al.* (2000) Routine double treatments of superficial basal cell carcinomas using aminolevulinic acid based photodynamic therapy. *Br J Dermaotol* 143: 1270-4.

Health Education Authority (1996) *Sun Know How Campaign*. London: HEA.

Horn M, Wolf P, Wulf HC *et al.* (2003) Topical methyl aminolevulinate photodynamic therapy in patients with basal cell carcinoma prone to complications and poor cosmetic outcome with conventional treatment. *Br J dermatol* 149: 1242-9.

Koh H (1996) Prevention and early detection strategies for melanoma and skin cancer. *Arch Dermatol* 132: 436-43.

Leffell DJ & Brash DE (1996) Sunlight and skin cancer. *Scient Am* 275 (1): 38-43.

Mackie R (2000) *Primary Cutaneous Malignant Melanoma: A Guide to Clinical Diagnosis, Differential Diagnosis and Current Treatment*. Edinburgh: Lothian Print.

Mackie R (1996) *Skin Cancer An Illustrated Guide to the Aaetiology, Clinical Features, Pathology and Management of Benign and Malignant Cutaneous Tumours*. London: Dunitz.

Mackie R, Murray D, Rosin RD, Hancock B & Miles A (Eds) (2001) *The Effective Management of Cutaneous Malignant Melanoma*. London: Aesculapius Press.

NRPB (2002) *Health effects from Ultraviolet Radiation; Documents of the NRPB*. Didcot, National Radiological Protection Board 13(1) Chapter 7; pp. 125-90.

Office of National Statistics (2000) Cancer survival in England and wales 1991 Health Statistics Quarterly 6: 71-80.

Perkins P (1993) Prevention through education. Child Health 1(3): 111-21.

Solar AM, Warloe T, Berner A & Giercksky KE (2001) A follow up study of recurrence and comesis in completely responding superficial and nodular basal cell carcinomas treated with methyl -5-aminolaevulinate-based photodynamic therapy alone and with prior curettage. *Br J Dermatol* 145: 467-71.

Szeimies RM, Karrer S, Radakovic-Fijan S, Tanew A, Calzavara-Pinton PG, Zane C, Sideroff A, Hempel M, Ulrich J, Proebstle T, Meffert H *et al.* (2002) *J Am Acad Dermatol* 47 (2): 258-62.

Telfer NR, Colver GB & Bowers PW (1999) Guidelines for the management of Basal Cell carcinoma. *Br J Dermatol* 141:415-23.

World Health Organisation (1994) Environmental Health Criteria 160; ultraviolet radiation. Geneva: WHO.

Wessex Cancer Trust (2005) www.wessexcancer.org (last accessed 20 April 2005).

Wessex Cancer Trust (2000) *Marc's Line Self-examination Leaflet*. WCT Southampton.

Índice Remissivo

Os números em *itálico* referem-se às tabelas.

A

B

C

D

G

H

I

Q

R

S

T

U

V